口腔专科护理丛书

实用口腔护士操作手册
——初级篇

顾　问　李秀娥　赵继志　史冬雷

主　编　吴　宣　张卫红　宋　清

副主编　丁珊珊　李　蕊

中国协和医科大学出版社

图书在版编目（CIP）数据

实用口腔护士操作手册. 初级篇／吴宣，张卫红，宋清
主编. —北京：中国协和医科大学出版社，2015.10（2024.6重印）
（口腔专科护理丛书）
ISBN 978-7-5679-0390-6

Ⅰ. ①实… Ⅱ. ①吴… ②张… ③…宋 Ⅲ. ①口腔科
学-护理学 Ⅳ. ①R473.78

中国版本图书馆 CIP 数据核字（2015）第 218384 号

口腔专科护理丛书
实用口腔护士操作手册·初级篇

主 编：	吴 宣 张卫红 宋 清	
责任编辑：	许进力 王朝霞	

出版发行：中国协和医科大学出版社
（北京市东城区东单三条9号 邮编100730 电话010-65260431）

网	址：	**www.pumcp.com**
经	销：	新华书店总店北京发行所
印	刷：	三河市龙大印装有限公司

开	本：	787×960 1/32
印	张：	6
字	数：	100 千字
版	次：	2016 年 2 月第 1 版
印	次：	2024 年 6 月第 14 次印刷
定	价：	25.00 元

ISBN 978-7-5679-0390-6

口腔专科护理丛书

实用口腔护士操作手册
——初级篇

顾　　问　李秀娥　赵继志　史冬雷

主　　编　吴　宣　张卫红　宋　清

副 主 编　丁珊珊　李　蕊

编　　委　吴　宣（北京协和医院）

张卫红（北京医院）

宋　清（解放军总医院第一附属医院）

丁珊珊（北京协和医院）

李　蕊（北京协和医院）

杨文东（北京协和医院）

崔　亮（北京协和医院）

董海涛（北京协和医院）

严　红（北京大学口腔医院）

吴丽玫（首都医科大学附属北京友谊医院）

曹力燕（中日友好医院）

马丹丹（中日友好医院）

吕　波（黑龙江护理高等专科学校）

刘艮兰（解放军第 306 医院）

惠秀丽（海军总医院）

冯　岩（空军总医院）

韩　梅（黑龙江护理高等专科学校）

编　　者　晏　桐（北京协和医院）

谷跃娟（北京协和医院）

张　宁（北京协和医院）

李春兰（北京协和医院）

李立红（北京协和医院）

安宏伟（北京协和医院）

王　云（北京协和医院）

蔡　文（北京协和医院）

于宏跃（北京协和医院）

刘金英（北京协和医院）

甘　泠（北京协和医院）

隋　红（黑龙江护理高等专科学校）

陈　慧（黑龙江护理高等专科学校）

齐　健（黑龙江护理高等专科学校）

徐　欣（黑龙江护理高等专科学校）

编写秘书　王　威（北京协和医院）

张晓巍（北京协和医院）

汤有佳（北京协和医院）

王欣欣（北京协和医院）

高丽丽（北京协和医院）

刘雨薇（北京协和医院）

张　娇（北京协和医院）

董　雪（北京协和医院）

前　言

"第一天来口腔科上班，这么多的器械，看得我一头雾水……"

"学校里学的口腔护理操作技术实际操作时还是不会，怎么办?"……

初次到口腔科实习的同学们很多都会有这样的困惑吧?

随着现代口腔医学科学的迅速发展，口腔新技术、新方法的不断涌现，口腔护理技术也在不断进步;同时，由于人们生活水平的提高，对口腔健康的要求也越来越高，因此对于口腔专科护理人才的需求日益增大，对口腔护理技术水平的要求也日益增高;如何将口腔护理知识应用于临床，更快更好地适应临床工作成为新入职口腔护士面临的首要问题。本书由具有丰富口腔专科护理经验的资深护理人员编写，立足临床，注重实用，是编者多年操作技术与临床经验的总结和精炼，力求以形象生动的方式讲解临床实习中的难点，重点，非常适合初学者学习。

全书内容共分为七章，第一章介绍口腔科综合治疗台;第二章介绍口腔科器械的消毒与灭菌;第三至七章分别详细讲解口腔内科、口腔外科、口腔牙周、口腔修复、口腔正畸的常见治疗的护理配合流程和护理操作技术；其中第六章和第七章则分别介绍了口腔修复与口腔正畸的常用材料和器械。为方便临床试验和护理教学，本书还特别增加了 2 个附录内容，附录 1 是口腔护理 7 项基本操作的考核评分标准和扣分标准；附录 2 是北京协和医院牙周病口腔局部检查记录表。

　　全书图文并茂，每项护理操作的具体步骤都配以图片，模拟真实临床情景，看图说明，生动直观地详细讲解复杂的流程，简单明了方便广大读者学习和使用。

　　期望本书成为广大学员的良师益友，当然，鉴于编者自身学识和经验所限，本书还有不足和需要完善的地方，欢迎广大读者批评指正。

北京协和医院口腔科护理组

目　　录

第一章 口腔科综合治疗台

引导患者安全、舒适的坐在牙椅上是口腔治疗成功的第一步。同时安全、愉快地结束治疗也能让患者更加满意。

护士在接诊及结束诊疗时，要严格按照流程进行护理，同时也要注意细节，良好的术前沟通及术后宣教可以减轻患者对看牙的恐惧，提高患者满意度，使患者更好地配合医生完成治疗。

笔记

一、口腔综合治疗台的组成

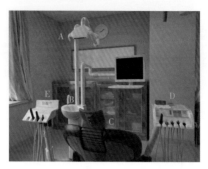

图 1-1　口腔综合治疗台
A. 照明系统；B. 水路系统；C. 患者椅位；
D. 医生操作台；E. 助手操作台

二、口腔综合治疗台使用时应注意

初次进行口腔治疗的患者没有护士的引导，常常容易受伤。

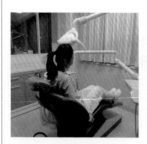

图 1-2　牙椅灯撞到患者

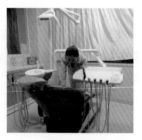

图 1-3　未及时推开医生操作台

笔记

三、正确的接诊流程

1. 将患者引导进诊室。
2. 协助患者安放随身物品。

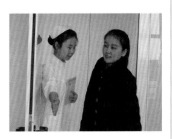

图 1-4　引导患者进入诊室

　　3. 护士推开医生操作台，引导患者坐在治疗椅上。

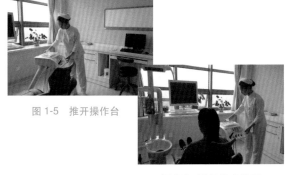

图 1-5　推开操作台

图 1-6　引导患者就座

笔记

　　4. 站在患者左侧为患者系好围嘴，围嘴纸面朝外。

　　5. 指导患者漱口。

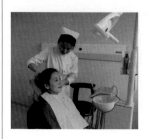 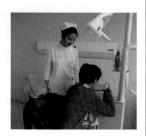

图 1-7　为患者系围嘴　　　　图 1-8　指导患者漱口

　　6. 将牙椅调节为检查位，医生治疗时只需根据习惯对椅位进行细微调整。每次调节椅位前护士应提前告知患者。

　　7. 打开牙椅灯光，光源应自患者胸前拉至口腔位置，以免光线晃到患者眼睛。

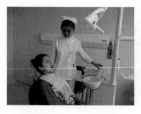 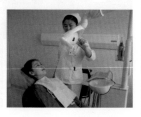

图 1-9　调椅位为检查位　　　　图 1-10　调节光源

笔记

四、患者的安全坐姿

1. 全身自然放松。

2. 臀部完全坐入牙椅窝内，后背靠住椅背。

3. 后脑枕部贴住头托，不可悬空，头颈背呈一直线。

4. 调节椅位为卧位。

五、治疗结束后的安全隐患

治疗结束后，护士常常忘记的一些细节，可能造成不良后果。

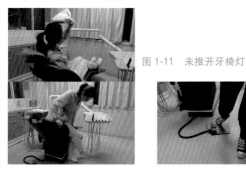

图 1-11　未推开牙椅灯

图 1-12　未推开操作台

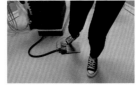

图 1-13　未将脚闸归位

笔记

六、治疗结束后正确流程

1. 关闭光源，抬起牙椅灯，防止碰到患者头部。

2. 牙椅复位，最后一次询问患者是否需要漱口。

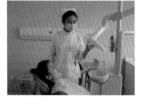

图 1-14　抬起牙椅灯

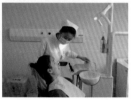

图 1-15　询问患者是否需漱口

3. 解开围嘴，协助患者清理面部。

4. 推开医生操作台，脚闸靠于牙椅侧放置。

5. 告知患者如何缴费及交代注意事项。

6. 整理用物，清洁综合治疗台。

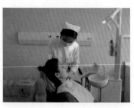

图 1-16　为患者解开围嘴

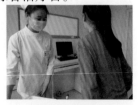

图 1-17　治疗节结束，交待注意事项

笔记

七、口腔综合治疗台的清洁

口腔科所有的治疗都在综合治疗台上进行，在治疗中因使用牙科手机灯器械，会产生大量气溶胶散布于空气中，同时医护人员在治疗过程中污染的手也会碰到综合治疗台，因此，在每名患者诊疗结束后，要对综合治疗台进行清洁。当日诊疗全部结束后，还要对综合治疗台进行彻底清洁。

1. 每名患者治疗结束后牙椅清洁流程。

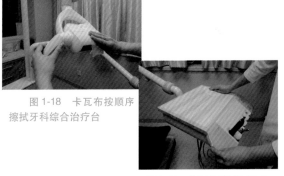

图 1-18　卡瓦布按顺序擦拭牙科综合治疗台

图 1-19　卡瓦布擦拭工作台

笔记

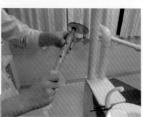

图 1-21　卡瓦布擦拭光敏灯手柄及吸唾管插头

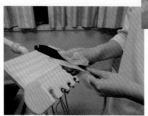

图 1-20　卡瓦布擦拭气枪，快慢手机，吸唾管插头

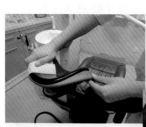

图 1-22　卡瓦布擦拭牙椅头枕

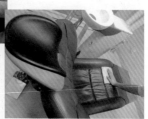

图 1-23　卡瓦布擦拭牙椅椅背

笔记

2. 每日诊疗结束后牙椅清洁

（1）用卡瓦布对牙椅进行彻底的擦拭，特别是医生台器械架接缝处。

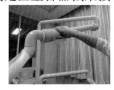

图 1-24　擦拭灯架

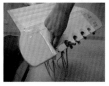

图 1-25　擦拭手机接缝处

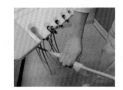

图 1-26　擦拭手机连接阀

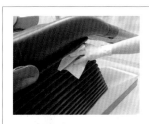

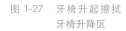

图 1-27　牙椅升起擦拭
　　　　　牙椅升降区

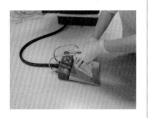

图 1-28　擦拭牙椅底部

图 1-29　擦拭脚闸

笔记

（2）对水路系统进行清理，抽吸清水约 2L 左右。清洗负压过滤器及痰盂。

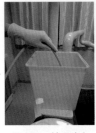
图 1-30　抽吸清水

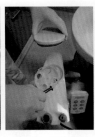
图 1-31　清洗负压过滤器

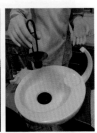
图 1-32　清洗痰盂

（3）更换新卡瓦布擦拭边台及医生座椅。

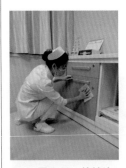
图 1-33　擦拭诊室内工作台

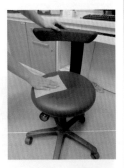
图 1-34　擦拭座椅

笔记

八、口腔综合治疗台连接设备

1. 操作台连接设备–三用枪

（1）三用枪功能包括气、水、水雾。

（2）三用枪头安装方式为直插式。

（3）三用枪头价格昂贵，使用前后注意清点。

（4）枪头内 O 型圈为易耗品，应定期用凡士林进行润滑。

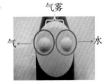

图 1-35　三用枪按键　　图 1-36　三用枪头

2. 操作台连接设备——直插式手机

（1）手机分为快、慢两种。

（2）手机插拔方式为直插式。

（3）钻针安装拆卸方式为按压式。

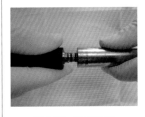
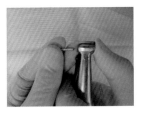

图 1-37　连接手机　　　　图 1-38　安装车针

笔记

3. 牙科手机价格昂贵，内部设计精细，护士操作中应特别小心，避免手机受损。

注意：

（1）手机轻拿轻放。

（2）每把手机使用追溯到专人。

（3）手机使用后正确进行清洁保养。

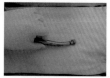

图1-39　手机收纳盆内应垫软布防震

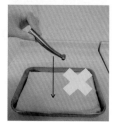

图1-40　手机要轻拿轻放

九、口腔综合治疗台的维护

1. 医生操作台使用时应注意以下三点：

（1）怕染色：口腔科许多材料沾染治疗台面后难以清除，所以在操作中如有沾染应及时清理。

（2）怕重压：操作台承重2kg，尽量将物品放置护士边台处，也可有效避免交叉感染。

（3）怕磕碰：操作台悬臂较长，推开操作台时应注意避免磕碰。

2. 不当操作易造成设备损坏，因此护士在操作过程中应避免暴力操作。

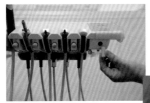

图 1-41 调节旋钮脱落

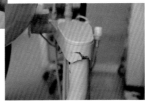

图 1-42 操作台损坏

 笔记

第二章　口腔科器械消毒与灭菌

第一节　概　　述

　　在大量口腔门诊患者中，发现传染病患者或病毒携带者是很困难的。应把每一位患者都看成是可能的"带菌者"或"带病毒者"。

　　在治疗中严格实行消毒隔离制度，对可疑患者，应进行血液检查，便于早期发现及时治疗，同时口腔医护人员也要定期进行体检。

一、口腔科器械特点

1. 种类繁多。
2. 使用频率快。
3. 周转快、易污染。
4. 器械昂贵。
5. 消毒灭菌困难。
6. 器械结构复杂，腔隙多。

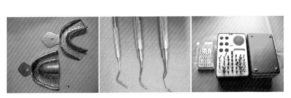

图 2-1-1 托盘　　　图 2-1-2 探针、刮治器　　　图 2-1-3 口内器械盒

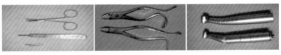

图 2-1-4 刀柄、刀片、文氏钳　　　图 2-1-5 拔牙钳　　　图 2-1-6 牙科手机

笔记

二、口腔器械处理基本原则

1. 严格执行 2005 年 5 月 1 日卫计委（原卫生部）颁布的《医疗机构口腔诊疗器械消毒技术操作规范》。

2. 进入患者口腔内器械必须做到一人一套，一用一消毒或灭菌。

3. 牙科手机须"一人一机一灭菌"。

4. 常规重复使用口腔器械危险程度分类与消毒灭菌要求应符合规范性要求。

三、口腔科器械灭菌处理流程

预浸　　清洁　　保养　　干燥　　包装　　灭菌

笔记

第二节　器械的清洗及保养

一、器械清洗方法

1. 手工清洗

2. 超声清洗

3. 机器清洗

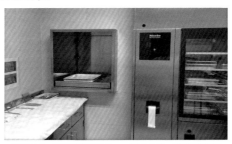

图 2-2-1　清洗传递窗口　　图 2-2-2　米勒清洗机

笔记

1. 手工清洗特点

（1）适用：复杂、有特殊要求的医疗器械。

（2）注意事项：①清洗时要穿戴防护装置，（如面罩、眼罩、隔离衣、手套、帽子）避免喷溅；②双水槽流动水下刷洗；③管腔器械应用压力水枪冲洗，可拆卸部分应拆开后清洗；④清洗用具、清洗池等应每天清洁、消毒。

2. 超声波清洗特点

（1）适用：有螺纹的难以清洗的器械。

（2）注意事项：①超声装置使用时一定要将盖子盖好，以免产生气溶胶；②小器械使用超声清洗时宜配备专用篮筐。

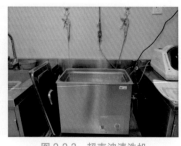

图 2-2-3 超声波清洗机

（3）超声波清洗流程：①酶清洗剂浸泡；②流动水冲洗附着物；③超声震荡 3~5 分钟，可根据污染情况适当延长清洗时间，不宜超过 10 分钟；④刷净小器械表面附着物；⑤手工擦干。

3. 机器清洗特点

（1）适用：大部分口腔器械。

（2）注意事项：①机器清洗流程标准化，提高清洗效果；②清洗、消毒、干燥一步完成，提高效率；③减少职业伤害；④减少器械间的碰撞，保护机密器械，避免工作端损伤。

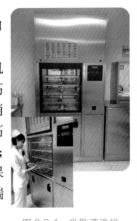

图 2-2-4　米勒清洗机

笔记

二、器械保养

（1）浸泡润滑剂30秒，管道及结构复杂的器械浸泡2分钟。

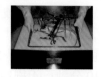

图2-2-5　浸泡器械

（2）擦干或烘干器械避免引起湿包。

（3）应采用目测或使用带光源的放大镜对干燥后的器械进行检查。

（4）任何器械不得有锈迹，需定期润滑和除锈处理。

图2-2-6　擦干器械

第三节　牙科手机的清洗及保养

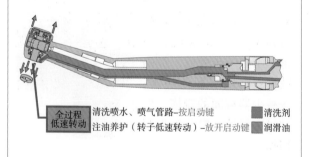

全过程低速转动　清洗喷水、喷气管路-按启动键　■清洗剂

注油养护（转子低速转动）-放开启动键　■润滑油

一、牙科手机清洗方法

1. 将手机钻针取下，去除表面污染物。

2. 手机清洗设备内安装换用手机接口。

3. 手机放入机械清洗设备内进行清洗，并选择正确的清洗程序。

4. 电动马达不可使用机械清洗设备。

5. 牙科手机清洗后应用高压气枪将内部管路充分吹干。

二、牙科手机清洗注意事项

1. 压力水枪及气枪的压力宜在 $2\sim2.5kPa$。

2. 牙科手机不可浸泡在液体溶液内清洗。

3. 使用润滑油清洁内部的过程中，如有油污从手机头部流出，应重复操作直到无油污流出。

4. 绝不能浸泡在消毒液中。

5. 绝不能用超声清洗机震荡。

6. 牙科手机使用后，设备如不带防回吸装置，应在带钻针的情况下利用综合治疗台冲洗手机内部 30 秒。

7. 将手机车针取下，去除表面污染物。

8. 使用压力水枪冲洗内部管路，气枪吹干。

9. 对手机进行注油，可选择手注或机注，选择手注时可用小纱布将手机前端裹住，避免油污散播。

三、牙科手机保养

1. 牙科手机车针夹持器械的部位应每日注油。

2. 手机机头应定期使用油脂笔进行润滑。

3. 清洁注油时应选择合适的接头以保证注油效果。

4. 牙科手机清洗注油时还可选择清洗注油一体机进行清洗、润滑保养。

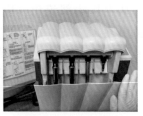

图 2-3-1　手机清洗注油一体机

笔记

四、全自动口腔手机清洗/注油养护机

油位指示

手机插口

密封前盖

废物收集盒

润滑油罐口

清洗剂罐口

废气过滤器

气动启动键

清洗剂液位指示

润滑油喷注指示

清洗剂喷注指示

笔记

第四节 器械的包装与灭菌

一、牙科器械的包装

1. 包装注意事项

（1）根据临床使用情况选择合适的包装材料。

（2）低度、中度危险的口腔器械可不包装，消毒灭菌后直接放入备用清洁容器内。

（3）牙科小器械选用器械盒。

（4）灭菌物品应有包外化学指示标识、灭菌日期、有效日期、锅次及操作者等信息。

笔记

2. 包装要求

（1）保护好器械尖端。

（2）密封线宽度至少 6mm。

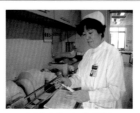

图 2-4-1 打包器械

（3）器械距密封口至少 3cm。

（4）在靠近密封口底部区域做标识。

（5）密封温度 175~190℃ 。

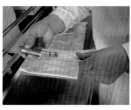

图 2-4-2 工作端朝向封口处

二、消毒与灭菌

1. 高危器械

高温、高压灭菌，保证使用前安全性。

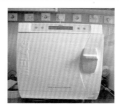

图 2-4-3 预真空高压蒸汽灭菌器

2. 中危器械

消毒或灭菌处理。

3. 低危器械

中效或低效消毒剂清洁处理。

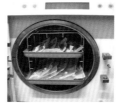

图 2-4-4 待消毒物品应按要求放置

三、灭菌器内物品装载顺序

1. 最好同类物品同时灭菌。

2. 包装不宜过大，器械不大于7kg。

3. 织物不大于2.5kg，放在最上方。

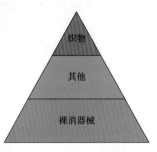

图 2-4-5　灭菌器内物品装载顺序

笔记

第五节　器械的储存与发放

一、无菌物品储存

1. 灭菌后物品应分类、分架存放在无菌物品存放区。一次性使用无菌物品应去除外包装后，进入无菌物品存放区。

2. 物品放置应固定位置，设置标识。接触无菌物品前应洗手或手消毒。

3. 消毒后直接使用的物品应干燥、包装后专架存放。

笔记

二、无菌物品储存效期规定

（1）环境的温度≤24℃、湿度≤70%时，使用纺织品材料包装的无菌物品有效期宜为14天；未达到环境标准时，有效期宜为7天。

（2）医用一次性纸袋包装的无菌物品，有效期宜为1个月；使用一次性医用皱纹纸及医用无纺布包装的无菌物品，有效期宜为6个月；使用一次性纸塑包装的无菌物品，有效期宜为6个月；硬质容器包装的无菌物品，有效期宜为6个月。

三、无菌物品发放原则

1. 无菌物品发放时，应遵循先进先出的原则。

2. 发放时应确认无菌物品的有效性。植入物及植入性手术器械应在生物监测合格后，方可发放。

3. 发放记录应具有可追溯性，应记录一次性使用无菌物品出库日期、名称、规格、数量、生产厂家、生产批号、灭菌日期及失效日期等。

4. 运送无菌物品的器具使用后，应清洁处理，干燥存放。

笔记

第三章 口腔内科护理

第一节 银汞合金充填护理技术

银汞合金作为牙体修复材料已有较长的历史。随着口腔修复新材料新设备不断发展，银汞合金在牙体修复中的使用逐渐减少。由于其特有的理化性质，银汞合金并不能完全被其他材料替代。

一、银汞合金的特点

1. 抗压强度好。

2. 耐磨性强。

3. 性能稳定。

4. 对牙髓无刺激。

5. 可塑性大，方便操作。

6. 呈金属色，不能用于前牙。

7. 与牙体组织之间没有粘接性，窝洞预备时必须具备良好固位形和抗力形。

二、用物准备

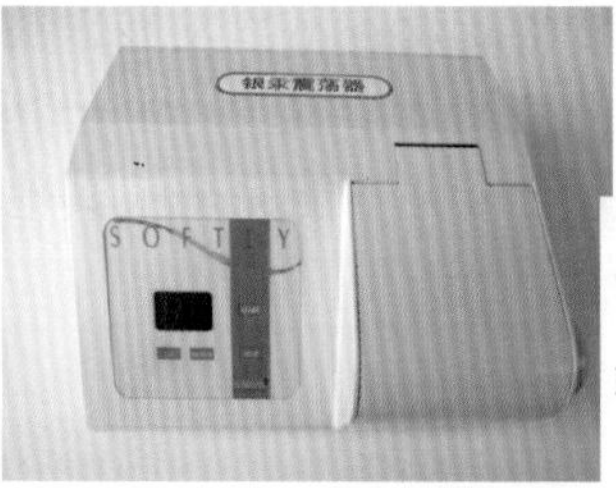

图 3-1-1　银汞振荡器

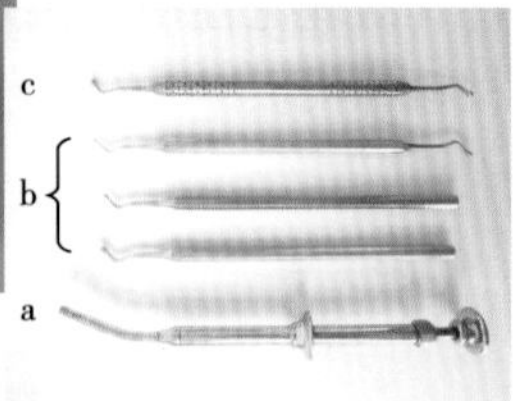

图 3-1-2

a 银汞输送器
b 银汞充填器
c 银汞磨光器

笔记

三、辅助用物

成型夹的种类很多，根据窝洞形态选择成型夹，避免充填时银汞从窝洞近、远中处漏出。通过在两个牙齿之间放置木头或塑料的楔子，将成型片紧紧地固定在窝洞的龈缘处。

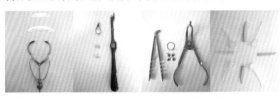

图3-1-3 邻　图3-1-4 邻　图3-1-5 豆　图3-1-6 楔
𬌗面成型夹　𬌗邻成型夹　瓣成型夹　子

四、银汞合金调制方法

1. 汞银合金粉按照一定比例装入同一胶囊内，中间用薄膜隔开。

2. 使用时遵医嘱选择相应型号胶囊，按住胶囊两端挤压开薄膜。

3. 将胶囊放入调拌器内震荡，使汞与银合金粉充分混合。

4. 调拌完成后打开胶囊，将银汞倒于橡胶布上，外型为具有金属光泽的柔软团块。用手指揉搓，具有捻发或握雪声。

笔记

五、护理流程

医生预备洞型，护士及时吸唾，注意正确的吸唾方法。

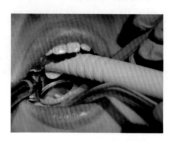

图 3-1-7   上后磨牙区吸唾方法

六、安放成型夹

遇邻面洞需安放成型夹，安装时需注意成型片突起的一边朝向龈方，远中洞时成型片朝向夹子外侧，近中洞时成型片朝向夹子内侧。

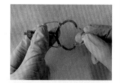

图 3-1-8   成型片突起朝向龈方

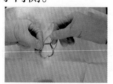

图 3-1-9   远中洞成型片朝向

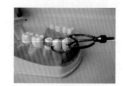

图 3-1-10   安放成型夹

笔记

七、银汞充填

1. 医生用棉卷隔湿，三用枪吹干窝洞。

2. 护士将调拌好的银汞在手中揉捏，使用银汞输送器少量多次进行输送。

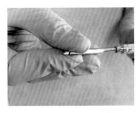
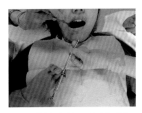

图 3-1-11　将调拌好的银汞置于输送路顶端

图 3-1-12　将银汞输送器传递给医生

3. 传递银汞充填器。

（1）传递时注意应先使用小号充填器，再使用大号银汞充填器。

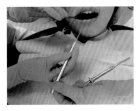
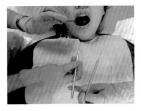

图 3-1-13　传递小号银汞充填器

图 3-1-14　传递银汞充填器

笔记

（2）全部充填完成后传递银汞雕刻器。

（3）医生在进行塑形时护士需用棉球收集剔除下来的废银汞。

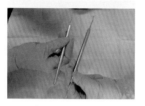
图 3-1-15　传递银汞雕刻器

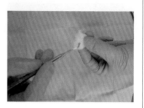
图 3-1-16　用棉球收集残余银汞

八、银汞防护

1. 调拌银汞时应在通风处，佩戴一次性手套，银汞不要裸手拿取。

2. 剩余银汞收集在装有饱和盐水的密闭容器中，置于阴凉通风处。

3. 去除旧的银汞充填体时应戴面罩和护目镜，磨除的旧银汞要注意收集，不要遗漏在下水道中，以免造成二次污染。

4. 使用过的器械在消毒前应清除所有银汞痕迹，银汞调拌机应经常清理。

笔记

第二节 复合树脂充填护理技术

一、复合树脂特点

复合树脂是目前应用最广的牙色修复材料，可应用于临床上大部分牙体缺损修复。复合树脂依靠粘接固位，磨除牙体组织较少。

复合树脂充填治疗中，对隔湿要求很高，因此在治疗过程中，护士熟练的配合更加重要。

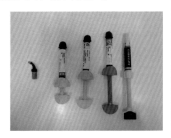

图 3-2-1 各型树脂材料

笔记

二、树脂分类

根据粘接技术的不同，目前临床上常用的树脂材料大概分为两类（图 3-2-2，图 3-2-3）。护士应充分了解材料性能，严格按照规范进行操作。

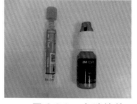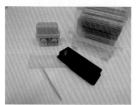

图 3-2-2　全酸蚀粘　　　　图 3-2-3　自酸蚀粘
接系统　　　　　　　　　接系统

三、树脂充填护理操作流程

本节以一步法自酸蚀粘接系统树脂材料临床操作为例。

用物准备：

1. 高速、低速手机，各型号车针。

2. 比色板，避光碟、小毛刷、粘接剂、树脂材料。

3. 咬合纸、抛光膏、抛光轮。

四、树脂充填护理流程

协助医生进行比色，选择与患者牙齿色泽相近的树脂材料。

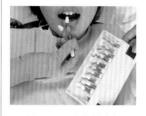

图 3-2-4　比色板比色

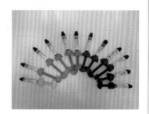

图 3-2-5　各型号树脂材料

1. 牙体预备　医生进行牙体预备，护士用强吸和弱吸配合医生操作。

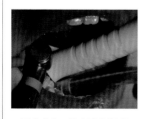

图 3-2-6　护士配合吸唾

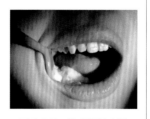

图 3-2-7　棉球隔湿患牙

笔记

2. 牙髓保护 当牙体预备近髓或牙髓暴露，需遵医嘱准备氢氧化钙盖髓剂。

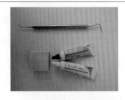

图 3-2-8 氢氧化钙盖髓剂

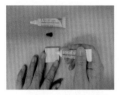

图 3-2-9 每组份挤出黄豆粒大小

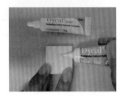

图 3-2-10 两组份相邻便于调拌

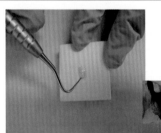

图 3-2-11 将两组份材料调拌均匀

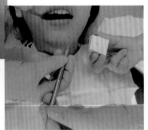

图 3-2-12 Dycal 充填器递给医生

笔记 ✎

3. 树脂充填护理配合流程

（1）将小毛刷预弯，粘取粘接剂递给医生。

（2）传递护目镜光敏灯，医生进行光照时注意嘱患者闭眼。

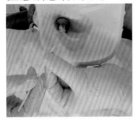

图 3-2-13　传递粘接剂

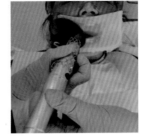

图 3-2-14　传递光敏灯

（3）根据洞型大小预先取出树脂材料置于避光碟内，用树脂充填器挖取适量树脂，递给医生，注意每次传递树脂的量不宜过多，逐层修补，固化。

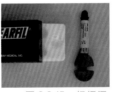

图 3-2-15　根据洞型大小取出适量树脂

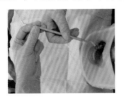

图 3-2-16　少量树脂置于充填器顶端递给医生

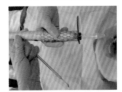

图 3-2-17　逐层修补、固化

笔记

（4）更换调𬌗针、准备咬合纸调节咬合。

（5）安装抛光轮对材料进行抛光。

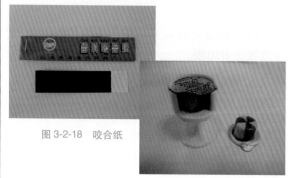

图 3-2-18　咬合纸

图 3-2-19　抛光膏

笔记

第三节　根管预备护理配合流程

一、根管治疗的目的

根管治疗术是目前最有效，最常用治疗牙髓病和根尖周病的重要手段。

通过机械清创和化学消毒的方法预备根管，将牙髓腔内的病原刺激物全部清除，经过对根管的清理、成型、必要的药物消毒以及严密充填，达到消除感染源，堵塞及封闭根管空腔，防止再感染。

二、根管治疗方法

1. 采用专业器械和方法对根管进行清理、成型（根管预备）。

2. 采用有效的药物对根管进行消毒灭菌（根管消毒）；最后严密填塞根管并进行牙冠修复（根管充填）。

三、根管预备用物准备

1. 裂钻、球钻、DG16 探针、拔髓针、各型号锉和扩孔钻、冲洗注射器。

2. 根管长度测量尺、根尖定位仪、根管超声治疗仪。

3. 17% EDTA 凝胶、3% 过氧化氢、氧化锌。

4. 橡皮障物品。

四、根管预备护理流程

1. 准备局麻注射仪注射麻药。

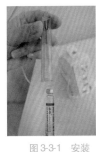 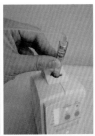 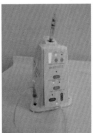

图 3-3-1 安装麻药　　图 3-3-2 连接局麻仪　　图 3-3-3 调节注射模式

2. 安装橡皮障

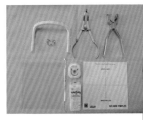

图 3-3-4 准备橡皮障用物

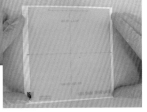

图 3-3-5 打孔器打孔根据牙位在橡皮布上打孔

笔记

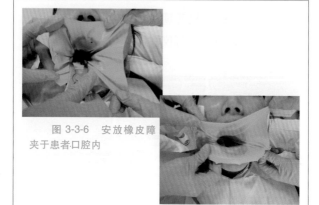

图 3-3-6　安放橡皮障夹于患者口腔内

图 3-3-7　安装橡皮障架子

3. 髓腔通路预备

（1）去除龋坏，冠部预备。

（2）探查根管口。

（3）拔髓针拔除牙髓。

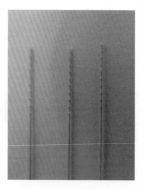

图 3-3-8　各型号拔髓针

笔记

4. 根管清理、成型

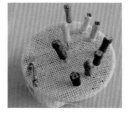

图 3-3-9　准备清洁台

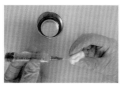

图 3-3-10　冲洗器内吸取药液

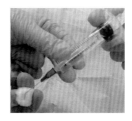

图 3-3-11　传递冲洗器

5. 根尖测量仪测量根管长度

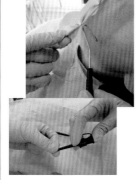

图 3-3-12　唇钩挂于口角

图 3-3-13　测量仪夹子递给医生

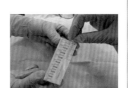

图 3-3-14　准备测量尺测量根管长度

笔记

6. 机用扩大器成型根管

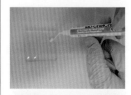

图 3-3-15 EDTA 凝胶

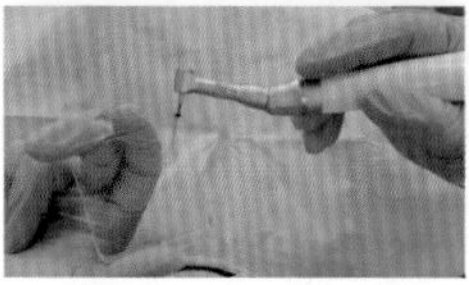

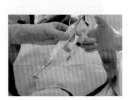

图 3-3-16 镍钛
机扩针蘸取凝胶 EDTA
凝胶

图 3-3-17 机括
手机与冲洗器交替使
用，对根管进行清理

7. 髓腔封药

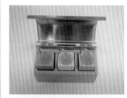

图 3-3-18 准备髓腔封药

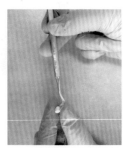

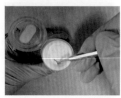

图 3-3-19 暂封氧化锌

图 3-3-20 取适
量递给医生

笔记

8. 拆除橡皮障时护士用手遮挡患者眼睛，注意防护。

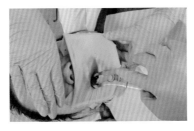

图 3-3-21　拆除橡皮障

第四节　根管充填护理配合流程

一、根管充填方法

目前临床常用的两种根管充填的方法为：

1. 侧方加压充填法。

2. 热加压垂直充填法。

本节主要介绍侧方加压充填法。

二、根管充填用物准备

1. 裂钻、球钻、冲洗注射器、扩大针、侧压针。

2. 根管长度测量尺、根尖定位仪、根管荡洗器、携热器。

3. 3%过氧化氢、根充糊剂、牙胶尖、玻璃离子、凡士林。

4. 橡皮障物品。

三、临床护理配合步骤

1. 安放橡皮障。

2. 去除暂封材料。

3. 冲洗液清洗根管。

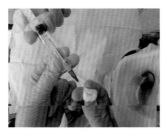

图 3-4-1　传递冲洗器

笔记

4. 复测根管长度。

5. 选择主尖，量好长度递给医生试主尖。

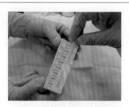

图 3-4-2　测量根管长度

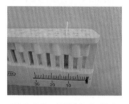

图 3-4-3　测量主尖长度

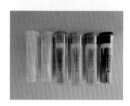

图 3-4-4　各型号牙胶尖

6. 连接荡洗器进行根管荡洗。

7. 传递纸捻擦干根管。

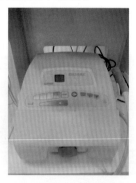

图 3-4-5　根管荡洗器

笔记

8. 准备根充糊剂。

9. 医生用测量好的主牙胶尖蘸取糊剂填入根管。

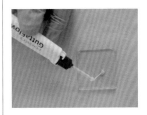

图 3-4-6　根充糊剂

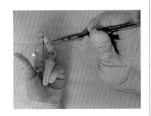

图 3-4-7　填入根管

10. 将侧压针递与医生，传递蘸好糊剂的副尖。

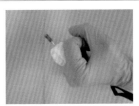

图 3-4-8　侧压针

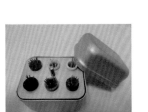

图 3-4-9　副尖

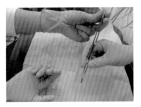

图 3-4-10　牙胶尖传递

笔记

11. 携热器加热后递给医生烫断牙胶尖。

12. 调充填用玻璃离子暂封，遵医嘱为患者拍摄术后 X 线片。

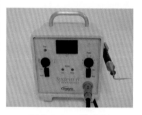

图 3-4-11　携热器

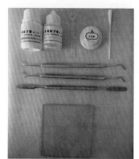

图 3-4-12　玻璃离子充填用物

四、宣教

1. 嘱患者治疗当日勿用患牙咀嚼硬物。

2. 根管治疗后会有不同程度的组织反应，如疼痛、肿胀等，一般症状会逐渐好转，如有加重应随时就诊治疗必要时遵医嘱服消炎、止痛药物。

3. 若是牙缺损较大应尽快冠修复，防止暂封物脱落或牙体崩裂，影响治疗效果。

笔记 ✐

第四章　口腔外科护理

第一节　牙齿拔除术的护理流程

一、牙齿拔除术的适应证

1. 牙体病损
2. 根尖周病
3. 牙周病
4. 牙外伤
5. 错位牙
6. 额外牙
7. 埋伏牙、阻生牙
8. 滞留乳牙
9. 治疗需要
10. 病灶牙
11. 骨折

二、牙齿拔除术的禁忌证

1. 较严重的心脏疾病
2. 血压>180/100mmHg
3. 造血系统疾病（血液病）
4. 糖尿病患者空腹血糖高于8.88mmol/L
5. 甲状腺功能亢进
6. 肾脏疾病
7. 肝脏疾病
8. 妊娠期
9. 月经期
10. 感染急性期
11. 恶性肿瘤
12. 长期抗凝药物
13. 长期应用肾上腺皮质激素
14. 神经精神疾病

三、术前准备-患者

接诊患者后将患者安置在治疗椅上；系围嘴；为患者准备含漱液漱口，尽可能减少口腔内细菌量。

对于紧张恐惧的患者可进行适当的解释及安抚。

四、术前准备——麻药

遵医嘱准备局麻药物。

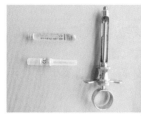

图 4-1-1 必兰注射架

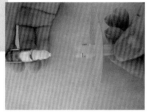

图 4-1-2 防止针刺伤

五、术前准备-器械

1. 根据患牙牙位遵医嘱准备拔牙钳。

2. 根据患牙情况遵医嘱准备挺子。

3. 牙龈分离器和刮匙是恒牙拔除必备器械。

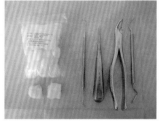

图 4-1-3 拔牙常规用物

笔记

六、术中护理配合

1. 拔牙术开始前再次协助医生核对患者姓名及牙位。

2. 拔牙术中认真观察患者表情神态变化，如有特殊情况及时提醒医生注意。

3. 医生用牙钳摇松牙齿时协助医生用双手固定住患者头部。

4. 手术过程中，应随时注意调节灯光保持术区明亮。

七、术中护理配合

1. 如需要增大牙间隙或劈开牙齿时应先告知患者，使其有思想准备。

2. 敲锤时，要看清医生放凿的部位，击锤前要将左手伸到无菌孔巾下面托护下颌角的下缘，右手握锤。

3. 力度适中，有节奏，一轻一重。

4. 敲根尖挺时应轻敲。

笔记

八、术后护理

1. 给患者注意事项卡时耐心再向患者讲解重点要求。

2. 口内纱球 30~40 分钟后吐掉。

3. 拔牙当天不漱口。

4. 拔牙当日勿食过热过硬饮食，可食温、软饮食。

5. 不要吸吮或用舌头去舔拔牙窝，术后 1~2 天内唾液中带粉红色血丝属于正常现象。

6. 嘱患者如出血过多、唾液中有血块、疼痛严重、张口困难、高热等不适症状随时来医院急诊就诊。

第二节　口腔外科常见门诊手术的护理配合流程

口腔门诊常见的小手术

1. 口腔颌面部炎症切开引流术。
2. 颌面部小肿物切除术。
3. 颌面部软组织损伤清创术。

笔记

一、口腔颌面部炎症切开引流术

1. 口腔颌面部炎症基本知识

（1）定义：细菌通过牙齿或淋巴等途径引起的口腔颌面部感染。如临床常见的第三磨牙（智齿）炎症。

（2）临床表现：局部红、肿、热、痛，可伴或不伴有全身症状。

（3）治疗方法：外科门诊手术治疗是重要措施。脓肿切开是最有效的治疗方法。

2. 脓肿切开时机选择

（1）局部肿痛通过服药等其他治疗不能消除的可考虑门诊手术切开引流。

（2）化脓性感染后 5 天左右，可考虑切开引流。

（3）全身症状较重患者，应及时进行切开引流。

3. 脓肿切开引流术物品准备

（1）器械：口腔检查器，尖刀片，刀柄，止血钳、剪刀、无菌药杯、冲洗器。

（2）药物：碘伏、生理盐水。

（3）敷料：引流条（橡皮管、引流条）、纱球、无菌纱布、3M胶布。

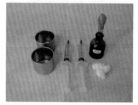

图 4-2-1　冠周炎冲洗

4. 操作步骤及护理配合

表 4-2-1　脓肿切开的操作步骤及护理配合

操作步骤	护理配合
局部皮肤消毒	盘中准备无菌纱球，碘伏消毒液
	准备无菌器械，上好刀片，无菌药杯中倒入无菌盐水，冲洗器吸取一支备用
尖刀刺破皮肤，大弯止血钳钝性分开脓腔，扩大切口，盐水冲洗	注意吸唾，保持术区视野清晰
视脓液多少，选择不同的引流条	引流条两侧用剪刀剪出倒刺，放入盐水药杯中备用
面部切口用无菌纱布覆盖	协助粘贴纱布，嘱术后注意事项。口内脓肿注意保持口腔卫生，三餐后尽量使用含漱液漱口

笔记

二、颌面部小肿物切除术

常见颌面部小肿物包括：色素痣、脂肪瘤、黏液瘤和涎腺结石等。

1. 肿物切除术物品准备

（1）器械准备：口腔检查器，圆刀片，刀柄，持针器、止血钳、剪刀、缝线、标本瓶。

（2）药物：碘伏，标本固定液。

（3）敷料：无菌手套，孔巾、纱球、无菌纱布、3M 胶布。

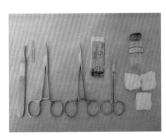

图 4-2-2 肿物切除所需物品

2. 操作步骤及护理配合

表 4-2-2　手术操作步骤及护理配合

操作步骤	护理配合
手术定位，局麻	准备记号笔，遵医嘱准备麻药
局部皮肤消毒	检查盘中准备无菌纱球，碘伏消毒液
	准备无菌器械。递无菌手套，协助医生铺巾，嘱患者不可乱动，以防污染术区
圆刀切开皮肤、钝性剥离肿物、缝合伤口	注意及时吸唾，保持术区视野清晰
面部切口用无菌纱布覆盖	协助粘贴纱布，清理术区皮肤。嘱术后注意事项，口内切口注意保持口腔卫生，三餐后尽量使用含漱液漱口。一周复诊拆线
标本放于标本瓶中送检	清点切下标本组织，全部收集于标本瓶中，不要遗漏

三、颌面部软组织损伤清创术

1. 颌面部软组织损伤后的注意事项

（1）因面部血运丰富，受伤后 48 小时以内来院的患者在清创后可初期缝合。

（2）开放性损伤患者治疗时应注意彻底清洗伤口。

（3）闭合性损伤患者应注意消肿、抗感染及止痛，24 小时内局部冷敷。

2. 颌面部损伤清创术物品准备

（1）器械准备：口腔检查器，止血钳，持针器，缝线（4-6#），组织镊，剪刀。

（2）药物：碘伏、3%双氧水，无菌生理盐水。

（3）敷料：无菌手套、孔巾、纱球，无菌纱布，3M胶布。

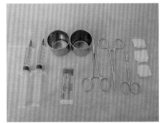

图 4-2-3　清创缝合物品

3. 操作步骤及护理配合

表4-2-3　手术操作步骤及护理配合

操作步骤	护理配合
局部皮肤消毒，局麻	检查盘中准备无菌纱球，碘伏消毒液遵医嘱准备麻药
局部清创。用3%的双氧水及生理盐水彻底冲洗伤口	护士在患者伤口下放一检查盘，接住引流液，以防冲洗液流到患者身上
铺巾	准备无菌器械。递无菌手套，协助医生铺巾，嘱患者不要做抬手等动作，以免无菌物品被污染
按层对位缝合	及时擦净创口周围出血，保持手术视野清晰。根据缝合要求按层剪断缝线
面部切口用无菌纱布覆盖	协助粘贴纱布，清理术区皮肤
根据伤口情况嘱患者注射破伤风针，应用抗生素，预防感染	口内创口嘱患者保持口腔卫生，三餐后尽量使含漱液漱口
颌面部伤口术后7天拆线，感染或较大创口根据情况决定拆线时间 颌面部创口术后根据病情1~2天换药一次	

笔记

第三节　阻生第三磨牙（智齿）拔除术护理配合流程

　　阻生第三磨牙（简称智齿）由于完全埋伏在骨内，手术时需切除覆盖牙冠颈部上方的牙龈，然后去骨、分牙拔除。

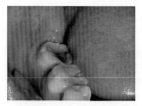

图 4-3-1　水平低位阻生智齿

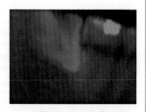

图 4-3-2　X 线示智齿阻生

笔记

一、术前患者准备

1. 安排患者坐在牙科手术椅上。

2. 将患者的 X 线片检查调出，供医生参考。

3. 安慰和鼓励患者，使患者在手术时能更好地配合医生。

4. 协助患者签署复杂牙拔除手术知情同意书。

二、术前物品准备

1. 外科手机：阻生齿专用涡轮手机，26mm 长裂钻，长柄金刚砂车针。

2. 器械准备：圆刀片、刀柄，普通牙挺，弯根尖挺一对，口角拉钩，止血钳，持针器，剪刀，4 号缝线，下颌双尖牙钳，吸唾管。

3. 辅料准备：无菌纱球数个。

三、术中配合

1. 做好患者的心理护理，告知患者麻醉后在术中不会有痛感，只在牙齿脱位时会有轻微的牵拉感。

2. 涡轮钻的振动及强烈的血腥味会给患者带来恐惧感。嘱患者闭上眼睛，如有不适请举左手示意医生。

3. 可在医生操作间隙适时与患者沟通，以转移其注意力。

四、操作步骤

1. 麻醉

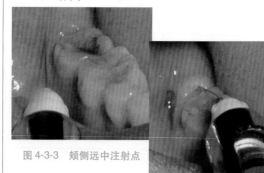

图 4-3-3　颊侧远中注射点

图 4-3-4　舌侧远中注射点

笔记

2. 三角形切龈

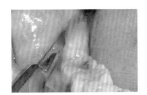

图 4-3-5　颊侧切口

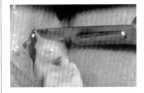

图 4-3-6　舌侧切口

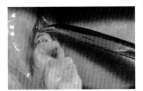

图 4-3-7　切除牙龈三角瓣

3. 横、纵断牙冠并挺出

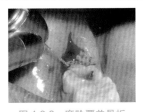

图 4-3-8　磨除覆盖骨板

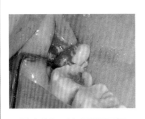

图 4-3-9　挺出舌侧牙冠

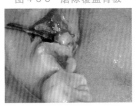

图 4-3-10　挺出颊侧牙冠

笔记

4. 吸引器的配合　术中患者易产生大量唾液，伤口也会有出血，而且涡轮钻在使用时会喷出大量降温液体，为了保证手术视野的清晰，护士应注意及时使用吸引器吸出多余的液体，防止患者发生呛咳引起窒息。

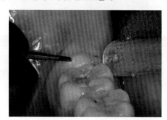

图 4-3-11　及时吸唾

5. 挺松牙根

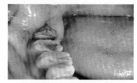

图 4-3-12　牙冠横断后的间隙

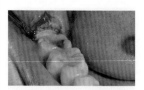

图 4-3-13　从颊侧近中插挺

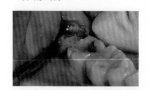

图 4-3-14　挺松牙根并向前方间隙内移动

笔记

6. 向上挺撬牙根使之脱位

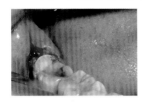

图 4-3-15 变换牙挺向上挺

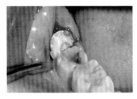

图 4-3-16 挺牙根向上脱位

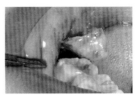

图 4-3-17 挺出牙根

7. 清理牙槽窝缝合牙龈

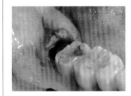

图 4-3-18 牙槽窝处理

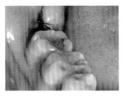

图 4-3-19 缝合 1 针

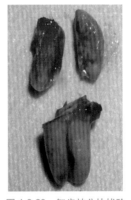

图 4-3-20 智齿被分块拔除

笔记

8. 术后护理

（1）向患者交代拔牙术后注意事项（本章第一节）是术后护理重点；

（2）为患者准备冰袋冰敷患处，减少术后疼痛和肿胀程度；

（3）预约患者复诊时间，告知患者5~7天来院复查，同时拆除缝线。

笔记

第五章　口腔牙周护理

第一节　牙周基础知识

一、健康牙周组织

牙龈色泽粉红，龈缘略高于牙冠牙根交接处，以牙周探针探测时牙龈沟浅（小于 3mm）且不流血。

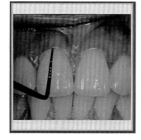

图 5-1-1　健康的牙周组织

二、牙龈炎

1. 定义　由牙菌斑引起，自觉症状表现为刷牙或咬硬物时出血，有些患者偶尔感到牙龈局部痒、胀等不适感，并有口臭等；可通过牙周洁治彻底清除牙菌斑和牙石。

2. 临床表现　牙龈呈现红色或深红色，龈缘不变或略为肿胀，以牙周探针探测时易流血，牙龈沟深度正常或因牙龈肿胀而略加深。

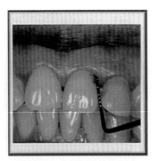

图 5-1-2　牙龈炎

三、慢性牙周炎

1. 定义　一般在原已存在的牙龈炎基础上发展而来。早期程度较轻，牙齿松动尚不明显。晚期阶段形成深牙周袋，牙齿松动，咀嚼无力或疼痛，甚至发生急性牙周脓肿。伴发逆行性牙髓炎等。牙周炎治疗包括龈上洁治和龈下刮治。牙周手术治疗，对于有深牙周袋、过于松动的严重患牙，如确已无保留价值者，应尽早拔除。

2. 临床表现　牙龈多呈现红色或深红色，也有正常无表现者。

牙龈缘位置改变，可出现萎缩或肿胀，牙龈囊袋形成，以牙周探针探测时深度增加（大于 3mm）且易流血。

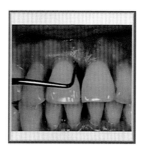

图 5-1-3　牙周炎

笔记

四、牙周组织脓肿

1. 牙龈脓肿表现 牙龈乳头鲜红、肿胀、发亮，每个红肿的龈乳头内有小脓肿形成，有剧烈疼痛。

2. 牙周脓肿表现 牙龈发红可形成椭圆形或半球状的肿胀突起。局部疼痛剧烈。

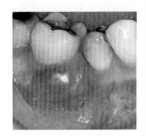

图 5-1-4 牙周脓肿

五、牙周疾病常见 X 线表现

1. 牙槽骨吸收 正常时位于釉牙骨质界的根方 1～2mm，当超过 2mm 时，可认为有牙槽骨的吸收。

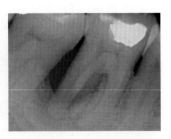

图 5-1-5 牙槽骨吸收

2. 牙周膜间隙增宽　正常时牙周膜间隙均匀而窄，宽度 0.18~0.25mm，牙周炎、创伤时牙周膜间隙增宽。

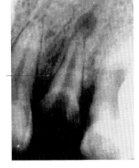

图 5-1-6　牙周膜间隙增宽

3. 根分叉病变　可见根分叉区骨密度减低、牙周膜间隙增宽、骨硬板模糊和骨吸收等各种变化。

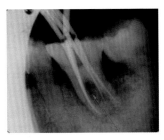

图 5-1-7　根分叉病变

笔记

六、牙周检查表记录内容

1. 菌斑指数（PLI）
2. 牙石指数（CI）
3. 牙龈指数（GI）
4. 出血指数（BI）
5. 探诊后出血（BOP）
6. 龈沟溢脓
7. 根分叉病变
8. 牙齿松动度
9. 咬合关系的检查

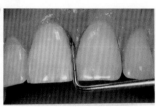

图 5-1-8　牙周检查

七、牙周病记录表检查用物准备

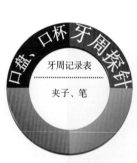

口盘、口杯　牙周探针

牙周记录表

夹子、笔

图 5-1-9　记录牙周
检查表用物

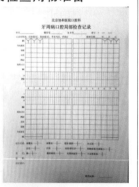

图 5-1-10　牙周检查
记录表

笔记

八、牙周检查表各项数值记录方法

1. 准确填写患者姓名，病例号，检查时间，检查医师。

2. 牙周袋深度

（1）首先在缺失牙位划一斜线。

（2）每个牙齿记录6各点，自右至左顺序填写。先记录上牙颊侧（B），再从左至右记录舌侧（L）。

（3）牙周袋深度用阿拉伯数字表示。1~3数字占空格的一半，4及以上填满全格。

3. 动度 用罗马数字表示，依照医嘱记录。（Ⅰ Ⅱ Ⅲ Ⅳ Ⅴ）

4. FI（根分歧病变）用阿拉伯数字表示。

（1）上牙6，7，8分为颊侧，舌侧近中，舌侧远中。以Y型符号分开。

（2）下牙6，7，8分为颊侧，舌侧。以横线分开。

笔记

5. BI（出血指数）　用阿拉伯数字 0～3 表示。

6. 退缩　以阿拉伯数字表示。

7. 溢脓　以++++++表示。

8. PLI（菌斑指数）　以阿拉伯数字表示。

9. 骨吸收　以阿拉伯数字表示。

10. 记录咬颌关系。

11. 其他　记录牙齿龋性或非龋性疾病。

笔记

第二节　牙周疾病的治疗

　　牙周疾病治疗的目的是彻底清除菌斑、牙石等病原刺激物，消除牙龈的炎症，阻止疾病的进展，更重要的是保持疗效长期稳定，但已退缩的牙龈是不可能恢复到健康状态的。

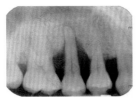 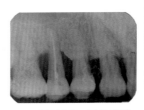

图 5-2-1　牙周疾病治疗前　　　　　图 5-2-2　牙周疾病治疗后

笔记

一、牙周疾病基本治疗步骤

1. 询问病史　包括全身疾病，用药史以及是否吸烟等。

2. 口腔检查　包括口腔卫生状况，牙周检查，全口牙齿检查及 X 线检查等。

3. 确定治疗计划。

4. 口腔卫生宣教　戒烟非常重要。

5. 牙周疾病基础治疗　包括龈上洁治、龈下刮治、调（颌）、松动牙固定、药物治疗等。开展龈下刮治前应记录牙周检查表。

6. 牙周手术治疗　牙周病基础治疗2~3个月后必要时进行手术。

7. 牙周维护。

二、龈上洁治

1. 用物准备

（1）洁治手柄、龈上工作尖

（2）慢速手机、三用枪头

（3）抛光杯

（4）双碟（抛光膏、碘甘油）

（5）吸唾管

（6）棉球

（7）一次性无菌冲洗器、双氧水

2. 龈上洁治的护理配合

（1）接诊患者，调整椅位及灯光。

（2）口杯倒入少量双氧水，嘱患者含漱一分钟后清水漱口。

（3）准备用物，连接手机、手柄等。

（4）医生治疗中护士注意及时吸唾。

（5）治疗结束整理、分捡用物。

（6）需断牙周刮治者，预约复诊时间。

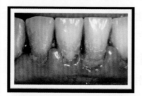

图 5-2-3　龈上洁治前

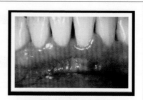

图 5-2-4　龈上洁治后

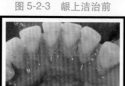

图 5-2-5　牙周疾病治疗前

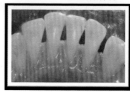

图 5-2-6　牙周疾病治疗后

三、龈下刮治

1. 用物准备

（1）洁治手柄、龈下工作尖、三用枪头

（2）麻药、注射器、枕头、碘酒、棉签

（3）牙周探针

（4）手用刮治器（型号为：5/6，7/8，11/12，13/14）

（5）碘甘油

（6）吸唾管

（7）棉球

（8）一次性无菌冲洗器、双氧水

2. 龈下刮治的护理配合

（1）接诊患者，调整椅位及灯光。

（2）准确记录牙周记录表，准备用物。

（3）术中吸唾。

（4）整理、分捡用物。

四、牙周手术配合

1. 牙周手术包内物品

（1）口镜，探针，镊子，牙周探针。

（2）刮治器（5/6、7/8、11/12、13/14）。

（3）骨膜分离器，骨锉，持针器，剪刀。

（4）钻针（长裂钻、小球钻），刀柄。

（5）强吸头，小药杯。

（6）纱球，布管套，孔巾。

笔记

2. 术前准备

（1）牙周基础治疗后 1.5~3 个月。

（2）患者掌握控制菌斑的方法，养成良好的口腔卫生习惯。

（3）了解患者全身健康情况，常规化验检查（血常规、肝肾功能、出凝血时间，乙肝表面抗原等）。

（4）牙周检查、X 线检查。

（5）确定适应证，确定手术方式。

3. 手术配合

（1）准备牙周手术器械包。

（2）患者术前漱口水含漱。

（3）常规消毒铺巾、连接手机、吸唾管，调整光源，术中吸唾。

（4）按牙数足量调拌牙龈保护剂，将牙龈周围完全包裹。

4. 术后处理

（1）手术区域外敷牙周塞治剂，止血、止痛、防止感染、固定软组织。

（2）术后 6 小时内在手术相应面颊部位敷冰袋，以减轻组织水肿反应。

（3）术后当日术区不刷牙，用 0.12% ~ 0.2%的洗必泰含漱 1~2 周，控制菌斑。

（4）口服抗生素 5~7 天。

（5）术后 7~10 天去除牙周塞治剂，拆线。

（6）术后 6 周不宜探诊牙周袋，以免影响伤口愈合。

（7）定期维护，定期复查。

 笔记

第六章 口腔修复护理

第一节 常见义齿修复的 配合流程

一、牙列缺失

1. 由于各种原因导致上颌、下颌或上下颌的全部牙齿缺失。

2. 修复方法为全口义齿修复。

笔记

二、牙列缺损

1. 上颌或下颌的牙列内有数目不等的牙缺失，同时仍余留不同数目的天然牙。

2. 修复方法包括可摘局部义齿、固定桥。

三、牙体缺损

1. 由于各种原因引起的牙体硬组织不同程度的外形和结构的破坏和异常，表现为牙体失去了正常的生理解剖外形，造成正常牙体形态、咬合及邻接关系的破坏。

2. 修复方法包括嵌体、部分冠、贴面、全冠、桩核冠。

四、临床常见操作配合流程

1. 冠、桥修复

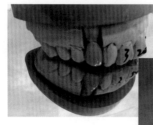

图 6-1-1　金属烤瓷冠

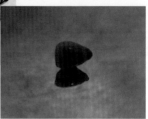

图 6-1-2　金瓷冠

2. 初诊用物准备

（1）高速手机、车针、直机头、磨头、吸唾管。

（2）临时冠树脂、临时齿科水门汀。

（3）排银线、排龈器、去冠器、洁治器。

（4）托盘。

（5）硅橡胶印模材与藻酸盐印模材/藻酸盐印模材与寒天印模材。

（6）调碗、调刀。

（7）酒精棉球、棉球、纱卷。

（8）比色板、镜子。

3. 初诊配合流程

（1）接诊患者，戴上围嘴、口杯内注水，调节椅位和灯光。

（2）挑选局部托盘后，进行藻酸盐印模材的调制和传递。将取好的模型用湿纸巾包裹备用。

（3）安装快手机、车针、吸唾管。协助医生备牙，及时吸唾，注意软组织的保护。

（4）传递排印线、递排龈器给医生。

（5）协助医生再次备牙，及时吸唾，注意软组织的保护。

（6）挑选托盘，调制硅橡胶印模材或确定寒天印模材处于溶解状态后调制藻酸盐印模材。将取好的模型及时送模型室灌制。

（7）将备用模型取出，相应牙位内注入临时冠树脂后传递。

（8）准备直机头并安装磨头。协助医生调试临时冠，传递咬合纸。

（9）消毒临时冠，吹干。进行临时冠粘接剂的调制和传递。传递纱卷。

（10）传递比色板。递给患者镜子协助比色。

（11）收拾、整理用物，垃圾分类。

（12）预约下次复诊时间。

4. 戴牙用物准备

（1）快手机、直手机、车针、磨头、抛光轮、三用枪头。

（2）咬合纸。

（3）去冠器、洁治器。

（4）牙线。

（5）玻璃离子水门汀。

（6）酒精棉球、干棉球、纱卷。

5. 戴牙配合流程

（1）接诊患者，戴上围嘴、口杯内注水，调节椅位和灯光。

（2）安装手机、车针、磨头。

（3）传递去冠器。

（4）传递咬合纸。

（5）强吸及时吸除调磨义齿时的粉末。

（6）更换抛光轮。

（7）消毒义齿、吹干。

（8）调制玻璃离子水门汀。

（9）传递纱卷。

（10）传递洁治器、牙线。

（11）收拾、整理用物，垃圾分类。

笔记

6. 桩核修复

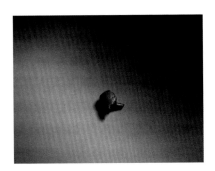

图 6-1-3　桩核

7. 初诊用物准备

（1）快手机、慢手机、金刚砂车针、打桩针、三用枪头。

（2）吸唾管。

（3）托盘。

（4）藻酸盐印模材与寒天印模材。

（5）调碗、调刀。

（6）牙胶棒。

（7）酒精灯、打火机。

（8）水门汀充填器。

笔记

8. 初诊配合流程

（1）接诊患者，戴上围嘴、口杯内注水，调节椅位和灯光。

（2）安装快手机、车针、吸唾管。

（3）及时吸唾，注意软组织的保护。

（4）安装慢手机、打桩针。

（5）挑选托盘，确定寒天印模材处于溶解状态后调制藻酸盐印模材。将取好的模型及时送模型室。

（6）传递牙胶棒，点燃酒精灯。传递水门汀充填器。

（7）收拾、整理用物，垃圾分类。

（8）预约下次复诊时间。

9. 粘桩用物准备

（1）快手机、车针、三用枪头。

（2）玻璃离子水门汀。

（3）洁治器。

（4）排银线、排龈器。

（5）托盘。

（6）藻酸盐印模材与寒天印模材。

10. 粘桩配合流程

（1）接诊患者，戴上围嘴、口杯内注水，调节椅位和灯光。

（2）调制玻璃离子水门汀。

（3）传递纱卷。

（4）传递洁治器。

（5）传递排龈线、排龈器。

（6）安装快手机、车针、吸唾管。及时吸唾，注意软组织的保护。

（7）挑选托盘，进行藻酸盐印模材的调制和传递。将取好的模型及时送模型室。

（8）传递比色板。递给患者镜子协助比色。

（9）收拾、整理用物，垃圾分类。

（10）预约下次复诊时间。

11. 可摘局部义齿

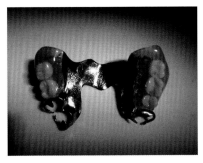

图 6-1-4　可摘义齿

笔记

12. 初诊用物准备

(1) 快手机、金刚砂车针、三用枪头。

(2) 吸唾管。

(3) 托盘、藻酸盐印模材。

(4) 调碗、调刀。

13. 初诊护理配合

(1) 接诊患者，戴上围嘴、口杯内注水，调节椅位和灯光。

(2) 安装快手机、车针、吸唾管。及时吸唾，注意软组织的保护。

(3) 挑选托盘，进行藻酸盐印模材的调制与传递。将取好的模型及时送模型室。

(4) 收拾、整理用物，垃圾分类。

(5) 预约下次复诊时间。

笔记

14. 戴牙用物准备

（1）直手机、磨头、三用枪头。

（2）咬合纸。

（3）技工钳。

15. 戴牙配合流程

（1）接诊患者，戴上围嘴、口杯内注水，调节椅位和灯光。

（2）安装直手机、磨头、三用枪头。

（3）传递咬合纸。

（4）及时吸除调磨义齿时的飞沫。

（5）收拾、整理用物，垃圾分类。

注：首次复诊试支架后预约复诊戴牙时间。

16. 全口总义齿

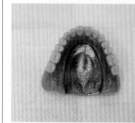

图 6-1-5 上颌义齿

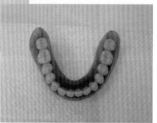

图 6-1-6 下颌义齿

17. 初诊用物准备

（1）托盘。

（2）藻酸盐印模材。

（3）调碗、调刀。

（4）红膏、纱布、热水。

18. 初诊护理配合

（1）接诊患者，戴上围嘴、口杯内注水，调节椅位和灯光。

（2）选择托盘。

（3）浸泡红膏。

（4）调制藻酸盐印模材。将取好的模型及时送模型室。

（5）收拾、整理用物，垃圾分类。

（6）预约下次复诊时间。

注：遇复杂病历，需协助医生制作暂基托，制取模型。

19. 复诊护理配合-取合记录用物准备

（1）红蜡板。

（2）酒精灯、打火机。

（3）蜡刀、蜡勺。

20. 复诊-取合记录护理配合

（1）接诊患者，戴上围嘴、口杯内注水，调节椅位和灯光。

（2）准备石膏模型。

（3）红蜡板、酒精灯、打火机。

（4）准备蜡勺、蜡刀。

（5）收拾、整理用物，垃圾分类。

（6）预约下次复诊时间。

21. 戴牙用物准备

（1）直手机、磨头、三用枪头。

（2）咬合纸。

22. 戴牙护理配合

（1）接诊患者，戴上围嘴、口杯内注水，调节椅位和灯光。

（2）安装直手机、磨头、三用枪头。

（3）传递咬合纸。

（4）强吸及时吸除调磨义齿时的飞沫。

（5）收拾、整理用物，垃圾分类。

笔记

第二节　口腔修复常用
材料及器械

一、各类印模材料调拌技术

1. 印模-口腔印模是指口腔有关组织的阴模，将石膏材料灌注在制取的印模内即得到与口腔内形态完全一致的模型。

2. 各类修复体的制作均要在模型上完成，因此印模及模型质量的好坏是制作优良修复体的首要条件。

二、临床常用印模材料

1. 藻酸盐
2. 硅橡胶
3. 红膏
4. 琼脂印模材

三、藻酸盐印模材调拌

1. 用物准备

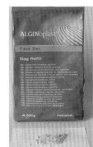

图 6-2-1　藻酸
盐印模材

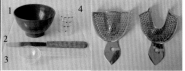

图 6-2-2
1. 调碗；2. 调刀；
3. 量勺；4. 量杯

图 6-2-3　托盘

笔记

2. 托盘的选择　需根据患者牙弓以及修复方式选择托盘的大小、材质和类型。

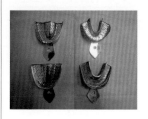

图 6-2-4　不锈钢托盘

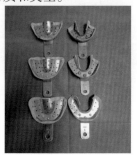

图 6-2-5　铝质托盘

用前托盘边缘粘贴胶布，防止脱模

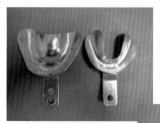

图 6-2-6　铝质全口托盘

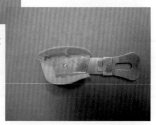

图 6-2-7　铝质局部托盘

笔记

3. 调拌过程

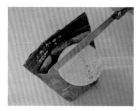

图 6-2-8 将材料摇松后取粉，用调刀刮去多余的粉

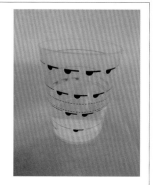

图 6-2-9 按产品说明中的粉液比接水，量杯水线应与视线平齐

4. 印模材调拌比例（以某品牌为例）

（1）粉：液 = 21g：50ml

（2）1 量勺（8.4g）：20ml 水

笔记

5. 基本数值

	普通型	进口印模材
（1）调和时间	30 秒	30 秒
（2）固化时间（混合）	180 秒	120 秒
（3）最短停留时间（口内）	90 秒	60 秒
（4）23℃，硬度为 1 度的水		
（5）使用蒸馏水时，加工及凝固时间可延长 30 秒		

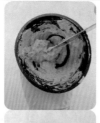

图 6-2-10 按一个方向粉液混合

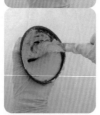

图 6-2-11 逆时针方向用力碾压

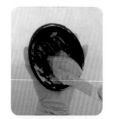

图 6-2-12 收集于调碗一侧，并反复挤压排气

笔记

6. 上颌托盘印模材的放置方法

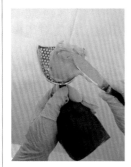

图 6-2-13 将调好的全部印模材置于托盘一侧

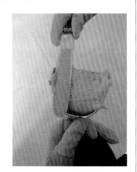

图 6-2-14 将印模材向托盘另一侧推,将托盘填满

7. 下颌托盘印模材的放置方法

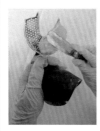

图 6-2-15 将调好的印模材的一半沿托盘一侧外缘置于托盘上

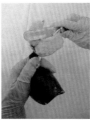

图 6-2-16 将另一半印模材沿托盘另一侧内缘置于托盘上

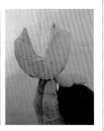

图 6-2-17 修整印模材外形

笔记

8. 注意事项

（1）根据用途掌握印模材的稀稠度。

（2）调拌中应注意水的温度、硬度对印模材凝固速度的影响。

（3）调拌完成的印模材要求均匀光滑，无气泡。放置的部位要求符合治疗牙位的需要。

四、硅橡胶的调拌
1. 不同品牌硅橡胶的用物准备

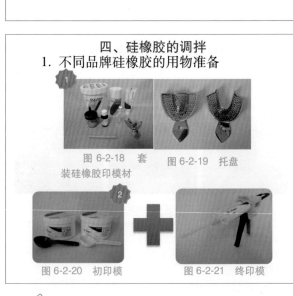

图 6-2-18　套装硅橡胶印模材　　图 6-2-19　托盘

图 6-2-20　初印模　　图 6-2-21　终印模

2. 初印模的调拌（以第一种品牌为例）

图 6-2-22　取一或两平 勺初印模硅橡胶基质

图 6-2-23　将硅橡胶基质 压平后用量勺扣压出痕迹

图 6-2-24　沿压痕直径将 促凝剂挤出成一条直线

图 6-2-25　将其揉捏均匀

图 6-2-26　将初印模硅橡胶放置于托盘上

3. 终印模的调拌

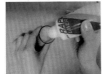 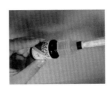

图 6-2-27　将终印模硅橡 胶基质注入量杯至所需刻度

图 6-2-28　抽取促 凝剂至相同刻度

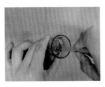 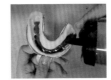

图 6-2-29　搅拌均匀

图 6-2-30　安装量杯盖，推压 量杯底部，将材料挤压至初印模中

　　4. 硅橡胶类材料调拌时的注意事项

　　揉捏硅橡胶时不能戴橡胶手套，以免影响硅橡胶的聚合，可以戴 PVC 手套进行操作。

五、聚醚材料

1. 用物准备

图 6-2-33　托盘

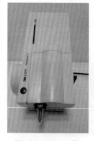

图 6-2-31　聚醚调拌机

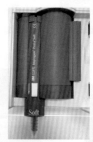

图 6-2-32　聚醚材料

图 6-2-34　注射器

笔记

2. 聚醚的调拌

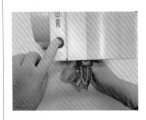

图 6-2-35

按下开始键，通过混合头将聚醚按逆时针方向置于托盘上

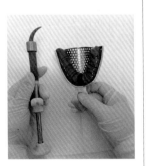

图 6-2-36

注射器注入适量聚醚

六、红膏

1. 红膏放入前先在碗里垫上纱布，以防止红膏软化后与容器黏附。

2. 将红膏放入 60~70℃水中软化，水要漫过红膏。

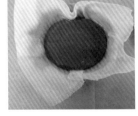

图 6-2-37 红膏

笔记

七、琼脂印模材—寒天

材料使用方法：

1. 左侧溶解灯亮后方可使用。

2. 需要添加新的材料时应重新启动仪器，再次加热后新材料才能溶解使用。

3. 寒天注射器用后及时清理针头，以防阻塞。

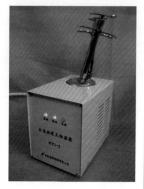

图 6-2-38　寒天仪

第三节　石　膏

一、石膏的种类

1. 超硬石膏精细程度最高,用于灌注固定义齿的模型。

2. 中硬石膏精细程度中等,用于灌注活动义齿的模型。

3. 硬石膏精细程度最低,用于灌注寄存模型,以及研究模型。

笔记

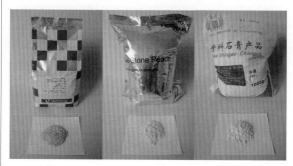

图 6-3-1　超硬石膏　　图 6-3-2　中硬石膏　　图 6-3-3　硬石膏

二、模型灌制用物准备

1. 石膏
2. 调碗
3. 调刀
4. 振荡器

笔记

三、石膏的调拌技术

1. 石膏的调拌方法

（1）按产品说明的比例将水和石膏放入调碗内。

（2）按一个方向搅拌、碾压均匀。

（3）调碗置于振荡器上进行排气。

2. 临时粘接材料

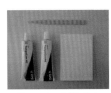

图 6-3-4 用物准备

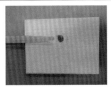

图 6-3-5 按 1：1 比例取适量材料

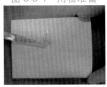

图 6-3-6 按一个方向调拌均匀

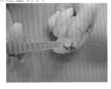

图 6-3-7 将材料沿临时冠一侧内壁放入，再涂抹于其他侧面

笔记

3. 永久粘接材料——进口玻璃离子

（1）用物准备

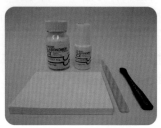

图 6-3-8　玻璃离子

（2）玻璃离子的调拌技术

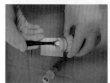

图 6-3-9　取一平勺粉

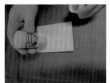

图 6-3-10　取两滴液

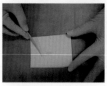

图 6-3-11　按一个
方向调拌均匀

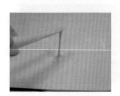

图 6-3-12　呈拉丝状

笔记

（3）树脂水门汀

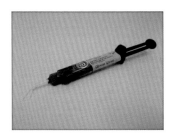

图 6-3-13 通过光敏灯固化

（4）纤维桩粘接材料

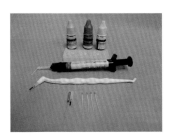

图 6-3-14 纤维桩粘接用物

笔记

第四节　修复常用器械

一、牙体预备车针

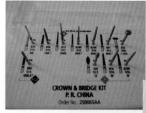

图 6-4-1　车针

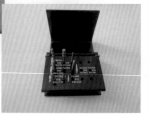

图 6-4-2　车针

笔记

二、抛光轮

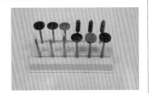

图 6-4-3　瓷抛光

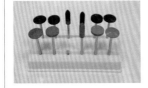

图 6-4-4　金属抛光

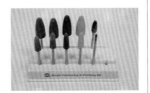

图 6-4-5　塑料抛光

三、咬合纸

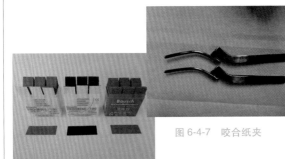

图 6-4-7　咬合纸夹

图 6-4-6
薄咬合纸、蓝咬合纸、
厚咬合纸

笔记

四、排龈线　止血剂

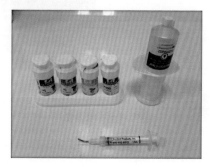

图 6-4-8　排龈线

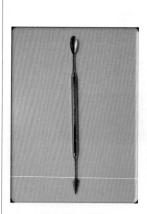

图 6-4-9　蜡勺

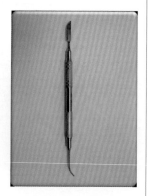

图 6-4-10　蜡刀

笔记

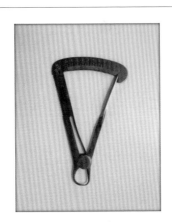

图 6-4-11　卡尺

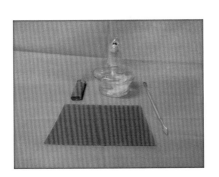

图 6-4-12　红蜡板

笔记

第七章　口腔正畸护理

第一节　口腔正畸基础知识

一、何为错殆畸形

在儿童生长发育过程中，由于遗传、内分泌障碍、营养不良、功能紊乱、口腔不良习惯、替牙障碍以及一些其他因素的影响导致的牙颌面畸形，如牙齿排列不齐，上下牙弓关系的异常，颌骨大小、形态、位置的异常，面部畸形等称为错殆畸形，简称错殆。

二、错殆畸形的临床表现

1. 各别牙错位

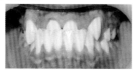

图 7-1-1

2. 牙弓形态和牙齿排列异常

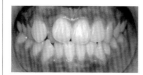

图 7-1-2　牙列拥挤

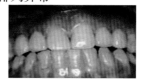

图 7-1-3　牙列稀疏

3. 上下牙弓、上下颌骨与颅面关系异常

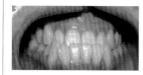

图 7-1-4　前牙反殆

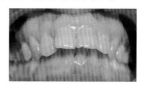

图 7-1-5　深覆盖

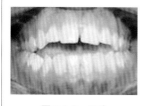

图 7-1-6　开殆

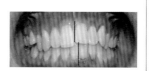

图 7-1-7　中线不齐

笔记

三、错𬌗的危害性

1. 影响口腔颌面部的发育。
2. 影响牙齿健康。
3. 影响口颌系统功能。
4. 影响容貌外观。

四、常用矫治器的种类

1. 功能矫治器。
2. 固定矫治器。
3. 隐形矫治器。

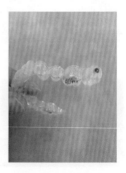

图 7-1-8　隐形矫治器

笔记

五、各类矫治器特色

1. 功能矫治器的特点　患者可自行摘戴，制作简单，但病例选择性较强，需依赖患者配合，且疗程长。

2. 固定矫治器特点　病例选择性较广，且适合多种严重错𬌗，治疗时间相对较短，但操作较复杂，口腔卫生不易保持。

3. 隐形矫治器特点　矫治器为透明材料，美观性强，患者可自行摘戴，口腔卫生易保持，但病例选择相对较严格，价格相对较贵，需要患者高度配合。

六、错𬌗畸形的矫治时机

1. 牙列拥挤，10~13 岁。

2. 上颌前突、下颌后缩或二者同时存在，最好于生长发育高峰前期或高峰期治疗。

3. 下颌前突、上颌后缩或二者同时存在，尽早治疗。

4. 乳牙反𬌗一般 4 岁开始矫治。

5. 严重恒牙反𬌗畸形需 18 岁后行外科手术。

笔记✐

七、错𬌗畸形的矫治方法

（1）个别牙齿的移动，包括唇舌向、近远中移动，扭转等。

（2）开辟间隙，主要用于矫治牙列拥挤，包括扩大牙弓、推磨牙向远中、减径法、减数法等。

（3）颌间牵引及口外牵引用于矫治牙弓间关系异常。

笔记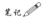

第二节 口腔正畸治疗的护理配合（固定矫治器）

一、固定矫治器治疗错殆畸形基本流程

1. 正畸治疗前（初诊） 咨询、收集资料、健康宣教。

2. 正畸治疗中（复诊） 设计、分牙、佩戴固定矫治器、健康宣教。

3. 正畸治疗中（复诊） 调整、更换正畸装置，加力。

4. 正畸治疗后（结束） 拆除固定矫治器、制取并佩戴保持器、健康宣教。

笔记

二、正畸初诊患者的诊疗步骤

1. 初诊检查、登记、建病历。
2. 面部照片。
3. 口内照片。
4. X 线片检查（头侧、曲段）。
5. 研究模型的制取。
6. 健康宣教。

三、口内照片拍摄小技巧

1. 患者口角涂抹凡士林。

2. 使用前将反光板放置于热水杯上，可有效防止哈气模糊镜面。

3. 先放拉钩牵拉口角，后放反光板。

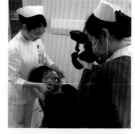

图 7-2-1　口内照片拍摄

四、正畸复诊患者的诊疗步骤

1. 与患者沟通治疗方案，患者签署知情同意书。

2. 分牙（一周后复诊佩戴固定矫治器）。

3. 佩戴固定矫治器。

A 试戴并粘接带环

B 粘贴固定矫治器

4. 健康宣教。

五、佩戴固定矫治器护理配方

1. 带环粘接护理配合

（1）准备用物

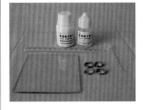

图 7-2-2　粘接用物

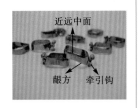

近远中面

龈方　牵引钩

图 7-2-3　带环

笔记

（2）调制粘接用玻璃离子。

（3）从带环龈方涂抹玻璃离子液（有牵引钩一方）。

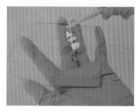

图 7-2-4 粘接用玻璃离子调制

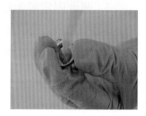

图 7-2-5 粘接剂涂抹方法

（4）带环放于掌心，保持牵引钩朝向龈方传递给医生。

（5）递推子就位带环。

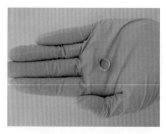

图 7-2-6 传递带环

2. 托槽粘接护理配合

（1）用物准备：开口器、托槽定位器、托槽锁镊、光敏灯、酸蚀剂、处理剂、树脂。

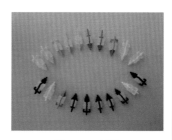

图 7-2-7　托槽

（2）患者唇部涂抹凡士林，使用开口器。

（3）传递酸蚀剂给医生涂抹于牙面，30秒后冲洗牙面酸蚀剂，护士及时吸唾。

（4）小毛刷蘸取渗透液，传递给医生，涂抹于牙面。

（5）用托槽锁镊夹取托槽，托槽底板放置适量粘接材料，传递给医生。医生将托槽放置于牙面定位固定，（如为光固化材料传递光敏灯进行光照）。

笔记

六、佩戴固定矫治器患者健康宣教

1. 告知患者佩戴后牙齿会有酸痛或不适感，一周后缓解。

2. 慎咬硬物、粘物等，防止带环及托槽脱落。

3. 注意口腔卫生，建议使用正畸牙刷，每次进食后必须彻底清洁牙齿。预防龋齿及牙周疾病的发生。

4. 治疗过程中，需每月复诊一次，疗程两年左右。如遇托槽脱落、带环托落或丢失、弓丝折断或脱出等情况，须到医院就诊治疗。

七、正畸患者治疗结束后的诊疗步骤

1. 拆除固定矫治器。

2. 制取保持器。

3. 佩戴保持器。

4. 健康宣教。

笔记

八、保持器作用及佩戴时限

正畸治疗后，需佩戴保持器防止牙齿回复到原来位置。

1. 最初 6~12 个月，24 小时戴用。
2. 以后 6~12 个月，晚上戴用。
3. 再以后可隔日戴用。
4. 如此至牙齿稳定为止。

九、佩戴保持器患者健康宣教

1. 教会患者摘戴。
2. 初戴不适感一般 2~3 天消失。
3. 注意口腔卫生，用牙刷刷洗矫治器。
4. 戴用后会流口水，发音不清等，应主动练习阅读能力。
5. 坚持按医嘱 24 小时佩戴。
6. 丢失或损坏应及时补做，以防复发。

笔记

第三节　口腔正畸常用材

料及器械

一、正畸常用材料

1. 托槽　临床使
用托槽分为方丝弓托
槽和直丝弓托槽两种。
从材料上又可分为金
属托槽、陶瓷托槽等。

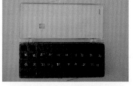

图 7-3-1　金属托槽

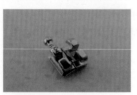

图 7-3-2　金属托槽

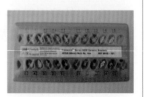

图 7-3-3　陶瓷托槽

笔记

2. 颊面管 粘于磨牙颊侧。从形态上分有方形颊面管和圆形颊面管两类。从数目上分有单管、双管和三管等。

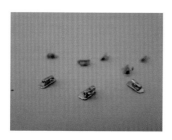

图 7-3-4 颊面管

3. 弓丝

（1）从形态上分：圆丝、方丝。

（2）从材料上分：不锈钢丝、澳丝、镍钛丝、钛钼合金丝等。

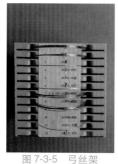

图 7-3-5 弓丝架

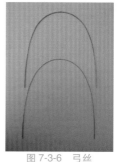

图 7-3-6 弓丝

4. 螺旋弹簧　有拉伸簧和压缩簧两种。

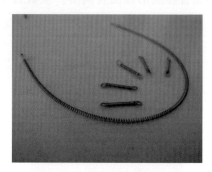

图 7-3-7　螺旋弹簧

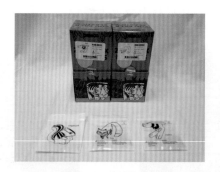

图 7-3-8　牵引橡皮圈

笔记

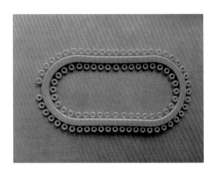

图 7-3-9 分牙圈

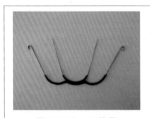

图 7-3-10 口外弓

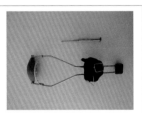

图 7-3-11 头部支抗装置

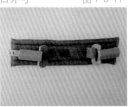

图 7-3-12 头帽与颏兜

笔记

二、正畸常用器械

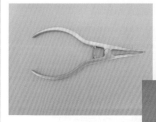

图 7-3-13　分牙圈钳

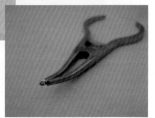

图 7-3-14　分牙圈钳

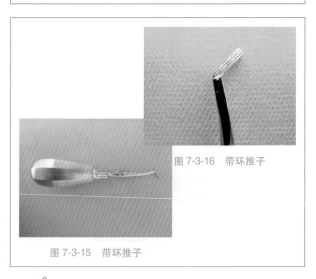

图 7-3-16　带环推子

图 7-3-15　带环推子

笔记

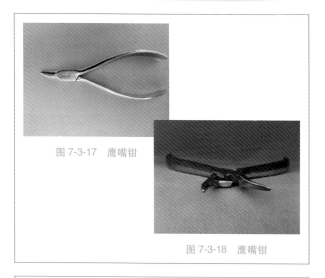

图 7-3-17 鹰嘴钳

图 7-3-18 鹰嘴钳

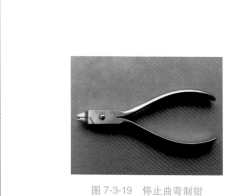

图 7-3-19 停止曲弯制钳

笔记

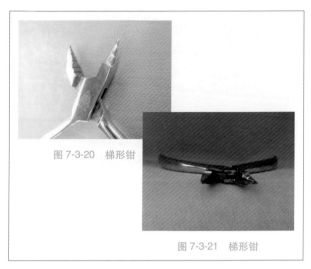

图 7-3-20 梯形钳

图 7-3-21 梯形钳

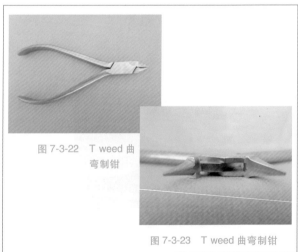

图 7-3-22 T weed 曲
弯制钳

图 7-3-23 T weed 曲弯制钳

笔记

弓丝成型器：用于弯制标准方形弓丝。

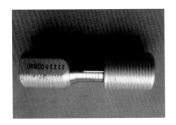

图 7-3-24　弓丝成型器

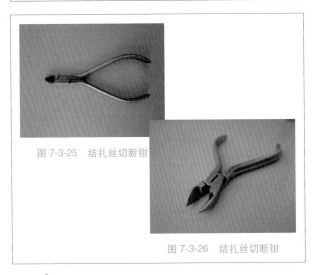

图 7-3-25　结扎丝切断钳

图 7-3-26　结扎丝切断钳

笔记

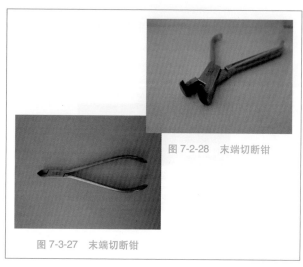

图 7-2-28　末端切断钳

图 7-3-27　末端切断钳

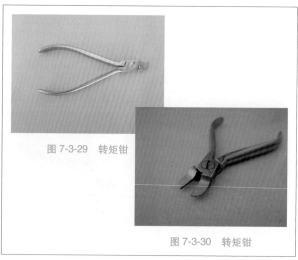

图 7-3-29　转矩钳

图 7-3-30　转矩钳

笔记

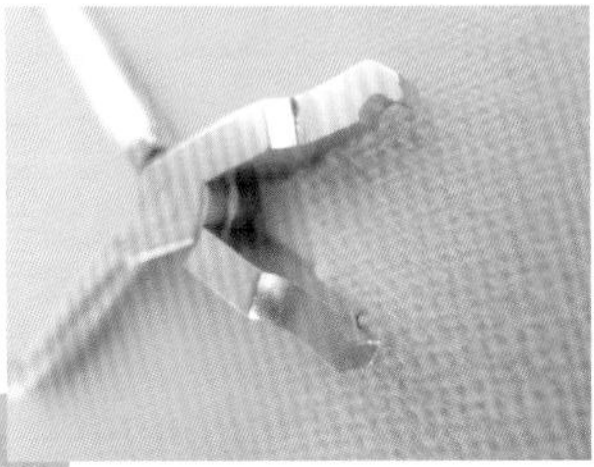

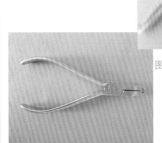

图 7-3-32 去陶瓷托槽钳

图 7-3-31 去陶瓷托槽钳

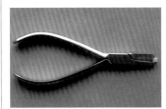

图 7-3-33 带环去
除钳

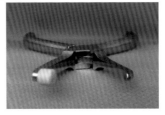

图 7-3-34 带环去除钳

笔记

附录 1　口腔门诊常见操作考核标准

垫底用玻璃离子水门汀调拌技术考核评分标准

科室：　　　　　姓名：　　　　　分数：　　　　　日期：

项目	总分	技 术 操 作	分数	实际得分	扣分原因
仪表	5	仪表端正，服装整洁	5		

续　表

项目	总分	技　术　操　作	分数	实际得分	扣分原因
操作前	10	洗手（六步法）	6		
		备齐用物，放置合理（使用塑料调刀）	4		
操作过程	55	核对材料名称及有效期	4		
		将粉摇松散	2		
		取适量的玻璃离子水门汀粉和液，比例合适	10		
		盖好瓶盖	3		
		调拌方法正确（大、中、小三份，分次加入）	10		
		调拌时间不超过 90 秒	6		
		粉液混合均匀无气泡、无颗粒、表面光亮	10		
		将材料收集完全	5		
		材料呈面团状，调板余少量粉	5		

续表

项目	总分	技术操作	分数	实际得分	扣分原因
操作后	10	调和板及调刀整洁，正确处理用物	4		
		洗手	6		
评价	20	操作动作协调敏捷	5		
		调配材料符合使用要求	5		
		材料取量合适无浪费	5		
		调拌过程中注意防止交叉感染	5		
总分	100				

垫底用玻璃离子水门汀调拌技术考核评分扣分标准

科室：　　　　　　　　姓名：　　　　　　　分数：　　　　　　　日期：

项目	总分	技　术　操　作	分数	实际得分	扣分原因
仪表	5	仪表端庄，服装整洁	5		未戴胸卡 -1 领口未系 -1 服装、鞋未整洁 一项不符 -1
操作前	10	洗手（六步法）	6		每少一步 -1
		备齐用物，放置合理（使用塑料调刀）	4		用物准备不齐或不当 -2 用物摆放不合理 -2

续 表

项目	总分	技　术　操　作	分数	实际得分	扣分原因
操作过程	55	核对材料名称及有效期	4		未核对材料名称-2 未核对材料有效期-2
		将粉摇松散	2		无摇松动作-2
		取适量的玻璃离子水门汀粉和液，比例合适	10		粉液比例不合适-4 取粉方式不合适-3 取液方式不正确-3
		盖好瓶盖	3		一个瓶盖未盖-1.5
		调拌方法正确（大、中、小三份，分次加入）	10		未分次加入-5 未推拉或旋转研磨-5
		调拌时间不超过90秒	6		超时10%～20%-2 超时30%～50%-4 超时大于50%-6
		粉液混合均匀无气泡、无颗粒、表面光亮	10		表面有气泡-3 有颗粒-4 无光泽-3
		将材料收集完全	5		收集不完全-1～-5
		材料呈面团状，调板余少量粉	5		无剩余-2 非面团状-3

续　表

项目	总分	技　术　操　作	分数	实际得分	扣分原因
操作后	10	调和板及调刀整洁，正确处理用物	4		调和板不整洁 -2 用物处理不当 -2
		洗手	6		每少一步 -1
评价	20	操作动作协调敏捷	5		酌情
		调配材料符合使用要求	5		酌情
		材料取量合适无浪费	5		酌情
		调拌过程中注意防止交叉感染	5		手持工作端 -2 手触及工作范围外 -3
总分	100				

北京协和医院口腔科

磷酸锌水门汀调拌技术考核评分标准

科室：　　　　　　姓名：　　　　　　分数：　　　　　　日期：

项目	总分	技 术 操 作	分数	实际得分	扣分原因
仪表	5	仪表端正，服装整洁	5		
操作前	10	洗手（六步法）	6		
		备齐用物，放置合理（使用塑料调刀）	4		

续 表

项目	总分	技　术　操　作	分数	实际得分	扣分原因
操作过程	55	核对材料名称及有效期	4		
		将粉摇松散	2		
		取适量的磷酸锌水门汀粉和液，比例合适	10		
		盖好瓶盖	3		
		调拌方法正确（等量三份，分次加入）	10		
		调拌时间不超过60秒	6		
		粉液混合均匀无气泡，无颗粒，表面光亮	10		
		将材料收集完全	5		
		材料呈面团状	5		
操作后	10	调和板及调刀整洁，正确处理用物	4		
		洗手	6		

续表

项目		总分	技　术　操　作	分数	实际得分	扣分原因
评		20	操作动作协调敏捷	5		
			调配材料符合使用要求	5		
价			材料取量合适无浪费	5		
			调拌过程中注意防止交叉感染	5		
总分		100				

磷酸锌水门汀调拌技术考核评分扣分标准

科室： 姓名： 分数： 日期：

项目	总分	技术操作	分数	实际得分	扣分原因
仪表	5	仪表端庄，服装整洁	5		未戴胸卡-1 领口未系-1 服装、鞋不整洁 一项不符-1
操作前	10	洗手（六步法）	6		每少一步-1
		备齐用物，放置合理（使用塑料调刀）	4		用物准备不齐或不当-2 用物摆放不合理-2

续表

项目	总分	技　术　操　作	分数	实际得分	扣分原因
操作过程	55	核对材料名称及有效期	4		未核对材料名称-2 未核对材料有效期-2
		将粉摇松散	2		无摇松动作-2
		取适量的磷酸锌水门汀粉和液，比例合适	10		粉液比例不合适-4 取粉方式不合适-3 取液方式不正确-3
		盖好瓶盖	3		一个瓶盖未盖-1.5
		调拌方法正确（等量三份，分次加入）	10		未分次加入-5 未推拉或旋转研磨-5
		调拌时间不超过60秒（将第一堆粉加入液体时间在10秒内，将第二堆粉加入时间在15秒内，最后将第三堆粉加入）	6		超时10%~20%-2 超时30%~50%-4 超时大于50%-6
		粉液混合均匀无气泡，无颗粒，表面光亮	10		表面有气泡-3 有颗粒-4 无光泽-3
		将材料收集完全	5		收集不完全1~5
		材料呈面团状	5		非面团状-3

续　表

项目	总分	技　术　操　作	分数	实际得分	扣分原因
操作后	10	调和板及调刀整洁，正确处理用物	4		调和板不整洁-2 用物处理不当-2
		洗手	6		每少一步-1
评价	20	操作动作协调敏捷	5		酌情
		调配材料符合使用要求	5		酌情
		材料取量合适无浪费	5		酌情
		调拌过程中注意防止交叉感染	5		手持工作端-2 手触及工作范围外-3
总分	100				

北京协和医院口腔科

根充糊剂调拌技术考核评分标准

科室：　　　　　　姓名：　　　　　　分数：　　　　　　日期：

项目	总分	技　术　操　作	分数	实际得分	扣分原因
仪表	5	仪表端庄，服装整洁	5		
操作前	10	洗手（六步法） 备齐用物，放置合理	6 4		

续　表

项目	总分	技　术　操　作	分数	实际得分	扣分原因
操 作 过 程	55	核对材料名称及有效期	4		
		将粉搅拌松散	2		
		取适量的根管充填糊剂粉和液，比例合适	10		
		盖好瓶盖	3		
		调拌方法正确（1/2、1/4、1/4 三份、分次加入）	10		
		顺时针调拌，时间不超过 60 秒	6		
		粉液混合均匀无气泡、无颗粒，表面光亮奶油状	10		
		将材料收集完全	5		
		材料呈条带状	5		
操 作 后	10	擦净调板及调刀，正确处理用物	4		
		洗手	6		

续　表

项目	总分	技　术　操　作	分数	实际得分	扣分原因
评 价	20	操作动作协调敏捷	5		
		调配材料符合使用要求	5		
		材料取量合适无浪费	5		
		调拌过程中注意防止交叉感染	5		
总分	100				

根充糊剂调拌技术考核扣分标准

科室：　　　　　　　　姓名：　　　　　　　　分数：　　　　　　　　日期：

项目	总分	技　术　操　作	分数	实际得分	扣分原因
仪表	5	仪表端庄，服装整洁	5		未戴胸卡-1 领口未系-1 服装、鞋不整洁 一项不符-1
操作前	10	洗手（六步法）	6		每少一步-1
		备齐用物，放置合理	4		用物准备不齐或不当-2 用物摆放不合理-2

续 表

项目	总分	技 术 操 作	分数	实际得分	扣分原因
		核对材料名称及有效期	4		未核对材料名称-2 未核对材料有效期-2
		将粉搅拌松散	2		无搅拌松动作-2
		取适量的根管充填剂糊剂粉和液，比例合适	10		粉液比例不合适-4 取粉方式不合适-3 取液方式不正确-3
		盖好瓶盖	3		一个瓶盖未盖-1.5
操 作 过 程	55	调拌方法正确（1/2、1/4、1/4 三份分次加入）	10		未分次加入-5 调刀与玻璃板未完全接触-5
		调拌时间不超过 60 秒	6		超时 10%~20%-2 超时 30%~50%-4 超时大于 50%-6
		粉液混合均匀无气泡颗粒，表面光亮奶油状	10		表面有气泡-3 有颗粒-4 无光泽-3
		将材料收集完全	5		收集不完全-1~5
		材料呈条带状	5		非条带状-5

续 表

项目	总分	技 术 操 作	分数	实际得分	扣分原因
操作后	10	擦净调板及调刀，正确处理用物	4		调和板不整洁-2 用物处理不当-2
		洗手	6		每少一步-1
评价	20	操作动作协调敏捷	5		酌情
		调配材料符合使用要求	5		酌情
		材料取量合适无浪费	5		酌情
		调拌过程中注意防止交叉感染	5		手持工作端-2 手触及工作范围外-3
总分	100				

北京协和医院口腔科

干尸剂调拌技术考核评分标准

科室： 姓名： 分数： 日期：

项目	总分	技 术 操 作	分数	实际得分	扣分原因
仪表	5	仪表端庄，服装整洁	5		
操作前	10	洗手（六步法）	6		
		备齐用物，放置合理	4		

续　表

项目	总分	技　术　操　作	分数	实际得分	扣分原因
操作过程	55	核对材料名称及有效期	4		
		将粉搅拌松散	2		
		取适量的干牙剂粉和液，比例合适	10		
		盖好瓶盖	3		
		调拌方法正确（1/2，1/4，1/4 三份，分次加入）	10		
		顺时针调拌，时间不超过 60 秒	6		
		粉液混合均匀无气泡，米粒大小	10		
		将材料收集完全	5		
		材料呈可塑性面团状，稀稠适中	5		
操作后	10	擦净调板及调刀，正确处理用物	4		
		洗手	6		

续　表

项目	总分	技　术　操　作	分数	实际得分	扣分原因
评价	20	操作动作协调敏捷	5		
		调配材料符合使用要求	5		
		材料取量合适无浪费	5		
		调拌过程中注意防止交叉感染	5		
总分	100				

干尸剂调拌技术考核扣分标准

科室：　　　　姓名：　　　　分数：　　　　日期：

项目	总分	技　术　操　作	分数	实际得分	扣分原因
仪表	5	仪表端庄，服装整洁	5		未戴胸卡-1 领口未系-1 服装、鞋不整洁 一项不符-1
操作前	10	洗手（六步法）	6		每少一步-1
		备齐用物，放置合理	4		用物准备不齐或不当-2 用物摆放不合理-2

续　表

项目	总分	技　术　操　作	分数	实际得分	扣分原因
操作过程	55	核对材料名称及有效期	4		未核对材料名称-2 未核对材料有效期-2
		将粉搅拌松散	2		无摇松动作-2
		取适量的干粉剂和液，比例合适	10		粉液比例不合适-4 取粉方式不合适-3 取液方式不正确-3
		盖好瓶盖	3		一个瓶盖未盖-1.5
		调拌方法正确（1/2，1/4，1/4 三份分次加入）	10		未分次加入-5 调刀与玻璃板未完全接触-5
		调拌时间不超过60秒	6		超时10%~20%-2 超时30%~50%-4 超时大于50%-6
		粉液混合均匀无气泡颗粒，米粒大小	10		表面有气泡-3 有颗粒-4 材料过多-3
		将材料收集完全	5		收集不完全-1~5
		材料呈可塑性面团	5		材料性状不当-5

续　表

项目		总分	技　术　操　作	分数	实际得分	扣分原因
操作后		10	擦净调板及调刀，正确处理用物	4		调和板不整洁−2 用物处理不当−2
评价		20	洗手	6		每少一步−1
			操作动作协调敏捷	5		酌情
			调配材料符合使用要求	5		酌情
			材料取量合适无浪费	5		酌情
			调拌过程中注意防止交叉感染	5		手持工作端−2 手触及工作范围外−3
总分		100				

北京协和医院口腔科

四手操作技术考核评分标准

科室： 姓名： 分数： 日期：

项目	总分	技 术 操 作	分数	实际得分	扣分原因
仪表	5	仪表端正，服装整洁	5		
操作前	20	洗手（六步法）	6		
		备齐用物，放置合理	5		
		安装各种防护物品	5		
		根据治疗牙位调节椅位、灯光	4		

续表

项目	总分	技　术　操　作	分数	实际得分	扣分原因
操 作 过 程	55	医护患的位置、体位及活动区域正确	4		
		吸唾方法正确	10		
		牵拉方法正确、视野清楚（操作区和口镜）	6		
		器械的握持方法正确	10		
		器械的传递方法正确	10		
		器械的交换方法正确	10		
		动作敏捷、干净利落	5		
操 作 后	10	处理用物正确	2		
		嘱患者注意事项清楚	2		
		洗手	6		
评 价	20	操作过程注意无菌操作原则	10		
		四手操作熟练程度及与医生配合的程度	10		
总分	100				

四手操作技术考核评分扣分标准

科室：　　　　　姓名：　　　　　分数：　　　　　日期：

项目	总分	技　术　操　作	分数	实际得分	扣分原因
仪表	5	仪表端庄，服装整洁	5		未戴胸卡-1 领口未系-1 服装、鞋不整洁一项不符-1 未戴口罩-1
操作前	20	洗手（六步法）	6		每少一步-1
		备齐用物，放置合理	4		用物准备不齐-2 用物摆放不合理-2
		安装各种防护物品	5		各种防护物品每少一项-1
		为患者系胸巾，指导患者漱口	5		患者未做好治疗准备-3 未指导患者漱口-2

续　表

项目	总分	技　术　操　作	分数	实际得分	扣分原因
操作过程	55	医护患的位置、体位及活动区域正确	8		违反传递区域工作原则-2 违反医生工作区原则-2 违反静止区或放置区原则-2 违反护士工作区域原则-2
		吸唾方法正确	10		吸引器位置放置不合理-2 未注意保护软组织-2 吸引器头斜面未平行于牙-2 吸引器堵塞未及时清除-2 吸唾不够及时-2
		牵拉方法正确、视野清楚（操作区和口镜）	4		未注意保护牙口角及软组织-2 视野不清-2
		器械的握持方法正确	10		传递时握持器械工作端-2 锐器传递握持方法不正确-5
		器械的传递方法正确	10		器械传递时发生碰撞、脱落-5 锐器传递方法不正确-5
		器械的交换方法正确	10		未掌握先接后递原则-5 交换器械时污染工作端-5
		动作敏捷、干净利落	3		酌情

续　表

项目	总分	技　术　操　作	分数	实际得分	扣分原因
操作后	10	处理用物正确	2		工作台不整洁-1 用物处理不当-1
		嘱患者注意事项清楚	2		未交待患者注意事项-2
		洗手	6		每少一步-1
评价	20	操作过程注意无菌操作原则	10		酌情
		四手操作熟练程度及与医生配合的程度	10		酌情
总分	100				

北京协和医院口腔科（东）

藻酸盐印模材调拌技术考核评分标准

科室： 姓名： 分数： 日期：

项目	总分	技　术　操　作	分数	实际得分	扣分原因
仪表	5	仪表端庄，服装整洁	5		
操作前	10	洗手（六步法） 备齐用物，放置合理	6 4		

续　表

项目	总分	技　术　操　作	分数	实际得分	扣分原因
操 作 过 程	55	核对材料名称及有效期	4		
		将粉摇松散	2		
		取适量的印模粉和液、水，印模粉比例合适	10		
		盖好印模粉盖	3		
		调拌方法正确	10		
		调拌时间符合材料说明要求	6		
		调好的印模材料均匀细致，表面光滑	10		
		收集材料，反复挤压排气	5		
		材料形成团状，上托盘方法正确	5		
操 作 后	10	调碗及调刀整洁，正确处理用物	4		
		洗手	6		

续　表

项目	总分	技　术　操　作	分数	实际得分	扣分原因
评 价	20	操作动作协调敏捷	5		
		调配材料符合使用要求	5		
		材料取量合适无浪费	5		
		调拌过程中注意防止交叉感染	5		
总分	100				

藻酸盐印模材调拌技术考核评分扣分标准

科室：　　　　姓名：　　　　分数：　　　　日期：

项目	总分	技　术　操　作	分数	实际得分	扣分原因
仪表	5	仪表端庄，服装整洁	5		未戴胸卡-1 领口未系-1 服装、鞋不整洁 一项不符-1 未戴口罩-1
操作前	10	洗手（六步法）	6		每少一步-1
		备齐用物，放置合理	4		用物准备不齐-2 用物摆放不合理-2

项目	总分	技　术　操　作	分数	实际得分	扣分原因
操作过程	55	核对材料名称及有效期	4		未核对材料名称-2 未核对材料有效期-2
		将印模粉摇松散	2		无摇松动作-2
		取适量的印模粉和液、水、印模粉比例合适	10		粉液比例不合适-4～10
		盖好印模粉和调和水的盖	3		一个瓶盖未盖-1.5
		调拌方法正确（调刀和调碗平面接触，用力调研）	10		调刀调碗未平面接触-3～5 未用力调研-3～5
		调拌时间符合材料说明要求（30秒）	6		超时10%～20%-2 超时30%～50%-4 超时大于50%-6
		调好的印模材料均匀细致，反复挤压排气	10		表面有颗粒-3～5 未排气-3～5
		收集材料	5		收集不完全-1～5
		材料形成团状，上托盘方法正确	5		剩余量大于5g-2 上托盘方法不正确-3

续　表

项目		总分	技　术　操　作	分数	实际得分	扣分原因
操作后		10	调碗及调刀整洁，正确处理用物	4		调和用具不整洁-2 用物处理不当-2
评价		20	洗手	6		每少一步-1
			操作动作协调敏捷	5		酌情
			调配材料符合使用要求	5		酌情
			材料取量合适无浪费	5		酌情
			调拌过程中注意防止交叉感染	5		手持工作端-2 手触及工作范围外-3
总分		100				

北京协和医院口腔科

CPCR 操作评分标准

科室： 姓名： 分数： 日期：

	内　容	评分	时间	扣分	扣 分 理 由
判断意识	呼唤患者	1.5	3"		
	高声呼救（取得他人协助）	1.5	3"		
体位	去枕，仰卧放木板	1.5	5"		
判断颈动脉	解剖位置正确	1.5	10"		
	检查单侧颈动脉约 10 秒	1.5			

续　表

	内　　　容	评分	时间	扣分	扣分理由
C	胸外按压 30 下（18 秒）	12			
	心脏按压位置正确（≧100 次/分）	2.5	18"		
	双肘伸直	4			
	双手重叠，手指上扬	2			
	胸骨下陷深度 5cm	4			
A	开放气道（仰头提颏）	2	3"		
	维持呼吸道通畅	2			
B	简易呼吸器吹 2 次（6 秒）	2	6"		
	每次胸廓抬起历时 1 秒以上	2			
	按压：呼吸＝30：2	2			

续 表

	内 容	评分	时间	扣分	扣分理由
二轮	胸外按压 30 下（18 秒）	12	18″		
	简易呼吸器吹 2 次（6 秒）	2	6″		
三轮	胸外按压 30 下（18 秒）	12	18″		
	简易呼吸器吹 2 次（6 秒）	2	6″		
四轮	胸外按压 30 下（18 秒）	12	18″		
	简易呼吸器吹 2 次（6 秒）	2	6″		
五轮	胸外按压 30 下（18 秒）	12	18″		
	简易呼吸器吹 2 次（6 秒）	2	6″		
	检查颈动脉是否恢复	2	10″		
总分：		100			

北京协和医院口腔科

监考老师：

附录2 北京协和医院口腔科牙周病口腔局部检查记录

姓名_____ 病历号_____ X片号_____

牙石 ＋ ++ +++

记录时状况：洁治前/后、刮治前/后、手术当日、手术后

检查日期____年___月_日

| | 8 | 7 | 6 | 5 | 4 | 3 | 2 | 1 | | 1 | 2 | 3 | 4 | 5 | 6 | 7 | 8 |

上半部分行标签（从上到下）：
FI
角化龈宽
溢脓
动度
PLI
龈缘-CEJ
BI
B
PD
L

下半部分行标签（从上到下）：
L
PD
B
BI
龈缘-CEJ
PLI
动度
溢脓
角化龈宽
FI

咬合关系：深覆𬌗　————　　　深覆盖————

　　　　　错𬌗拥挤————　　　对刃𬌗　————

　　　　　反𬌗　————　　　　开𬌗　————

　　　　　扭转/移位牙————　食物嵌塞/无接触点————

其　　他：龋————　　　　　楔状缺损————

　　　　　充填体悬突————　　不良修复体————

诊　　断：

治疗设计：

　　　　　　　　　　　　　检查医师：　——————